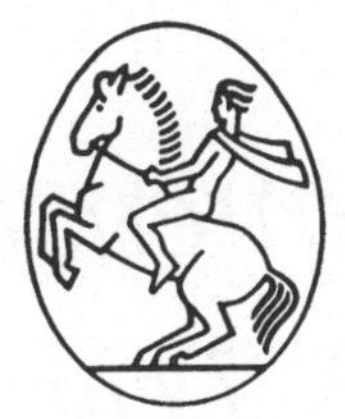

Intensivmedizinisches Seminar

K. Lenz, A. N. Laggner (Hrsg.)

Band 4

Springer-Verlag Wien New York

Multiorganversagen

(10. Wiener Intensivmedizinische Tage, 21.–22. Februar 1992)

E. Deutsch, G. Kleinberger,
K. Lenz, R. Ritz, B. Schneeweiß,
H.-P. Schuster, G. Simbruner,
J. Slany (Hrsg.)

Springer-Verlag Wien New York

Doz. Dr. Kurt Lenz, Wien
Doz. Dr. Anton N. Laggner, Wien

Prof. DDr. Erwin Deutsch, Wien
Prof. Dr. Gunther Kleinberger, Steyr
Doz. Dr. Kurt Lenz, Wien
Prof. Dr. Rudolf Ritz, Basel
Doz. Dr. Bruno Schneeweiß, Wien
Prof. Dr. Hans-Peter Schuster, Hildesheim
Prof. Dr. Georg Simbruner, Wien
Prof. Dr. Jörg Slany, Wien

Gedruckt auf säurefreiem Papier

Mit 21 Abbildungen

ISSN   0936-8507
ISBN-13: 978-3-211-82334-7   e-ISBN-13: 978-3-7091-9201-6
DOI: 10.1007/978-3-7091-9201-6

Vorwort

Das Multiorganversagen stellt eine der größten Herausforderungen in der Intensivmedizin dar. Aufgrund ausgedehnter Forschungstätigkeit konnten in den letzten Jahren neue Erkenntnisse in der Entstehung dieses bedrohlichen Krankheitsbildes und in dessen Beherrschung gewonnen werden. Hauptthema der 10. Wiener Intensivmedizinischen Tage war daher das Multiorganversagen, dessen wichtigste Referate im vorliegenden 4. Band des Intensivmedizinischen Seminars präsentiert werden. Experten aus allen Fachgebieten berichten über Ergebnisse und Erfahrungen, die bei der Entstehung und Therapie dieses schweren Krankheitsbildes erhoben wurden, sowie über die Möglichkeiten der Überwachung dieser kritisch kranken Patienten.

Insgesamt soll der Band eine aktuelle Darstellung des Multiorganversagens geben und praktisch relevante Information für den Intensivmediziner bringen.

Wien, im Februar 1992   Die Herausgeber

Inhaltsverzeichnis

Multi-Organ-Versagen: das Versagen der Zelle

W. Druml

Medizinische Klinik III, Nephrologie, AKH Wien, Österreich

Sepsis als zelluläres Versagen

Das septische Syndrom bzw. das Multiorganversagen („multiple organ failure syndrome" MOFS) wurde bislang hauptsächlich unter dem Blickwinkel von Organfunktionsstörungen, wie ARDS, Nierenversagen oder Kreislaufinsuffizienz, betrachtet. Dabei wird übersehen, daß bei diesem Syndrom Beeinträchtigungen aller Organsysteme und Körperfunktionen auftreten (Abb. 1). Diese generalisierte Wirkung deutet darauf hin, daß die zugrunde liegende Störung auf zellulärer Ebene zu suchen, daß sie als Ausdruck einer „erkrankten" Zelle anzusehen ist. Die allgemeine Beeinträchtigung der Funktion aller Zellen bei Sepsis bzw. MOFS wurde daher auch „sick cell syndrome" bezeichnet [1].

Das MOFS stellt also nicht sosehr ein „Multi-" als vielmehr ein „Panorganversagen", oder besser ein „panzelluläres" Versagen dar. Klinisch manifestiert sich diese Störung allerdings zuerst bei jenen Zellverbänden, die Organsystemen angehören, die für die Erhaltung der Vitalfunktionen unmittelbar verantwortlich sind, wie Myokard oder Lungengewebe.

Im vorliegenden Beitrag wird versucht, Sepsis bzw. MOFS aus der beschränkten Sicht isolierter Organfunktionsstörungen herauszuführen und die zugrundeliegende zelluläre Störung zu definieren. Dies eröffnet insbesondere die Möglichkeit neuer therapeutischer Strategien, die jenseits vom Behandlungsziel „Organersatz" zu allgemeineren und kausaleren therapeutischen Ansätzen führen könnte.

W. Druml

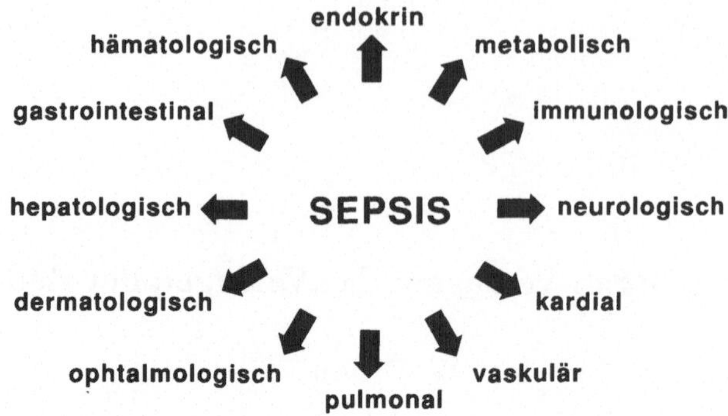

Abb. 1. Manifestationen des Sepsis-Syndromes

Sepsis und Organfunktionen : Die Diskrepanz zwischen erhöhter Leistung und gestörter Zellfunktion

Eines der klinisch wichtigsten Leitsymptome der Sepsis ist die hyperzirkulatorische Kreislaufregulation. Der periphere Gefäßwiderstand ist erniedrigt, die kardiale Auswurfleistung in einem Ausmaß erhöht, wie er bei schwerer körperlicher Belastung beobachtet wird [2]. Septische Patienten müssen allerdings dieses gesteigerte Herzzeitvolumen über Tage bis z. T. über Wochen erbringen. Die erhöhte kardiale Leistung bedeutet aber nicht, daß die myokardiale Funktion bei MOFS im Normbereich liegt. Im Gegenteil, die Kontraktilität des Myokards ist bei Sepsis hochgradig beeinträchtigt [3]. Es besteht also eine Diskrepanz zwischen gesteigertem Leistungserfordernis und der Beeinträchtigung der Zellfunktion.

Dieser Widerspruch zwischen erhöhter Leistung und verminderter Möglichkeit, die geforderte Leistung auch zu erbringen, kann beim MOFS für jedes Organsystem nachgewiesen werden. Ein weiteres Beispiel ist die Leber: Im septischen Syndrom sind die Synthese-Leistungen des Hepatocyten maximal stimuliert, der Akut-Phasen-Protein-Umsatz, Triglyceridumsatz massiv erhöht. Dennoch läßt sich auch in frühen Sepsis-Stadien eine Beinträchtigung der Zellfunktion, ein Absinken des Membranpotential nachweisen [4]. Selbst der Energieumsatz des immobilisierten (ruhenden) Skelett-Muskelgewebes ist gesteigert [5].

Grundsätzlicher: Die Sepsis ist charakterisiert durch einen Hypermetabolismus. Die energieverbrauchende Einheit des Organismus ist die Zelle, ihr Umsatz an energiereichen Phosphaten gesteigert. Die Möglichkeit, diese Verbindungen bedarfsdeckend bereitzustellen, ist aber beeinträchtigt [1]. Bei persistierendem Krankheitsprozeß kommt es daher zu einer „Insuffizienz", zum Abfall energiereicher Phosphate, zur Beeinträchtigung der Membran-Transportfunktionen und schließlich zu irreversiblem zellulären Versagen.

Sepsis und Substratverfügbarkeit

Eine naheliegende Ursache zellulärer Funktionsstörungen wäre das Vorliegen einer limitierten Sauerstoff- bzw. Substratversorgung. Im septischen Syndrom ist die Konzentration der meisten Substrate im Blut bei gleichzeitig gesteigertem Herzzeitvolumen aber erhöht, sodaß das Substrat- und Sauerstoffangebot an die Peripherie, an die Zelle gewährleistet sein sollte. Aus der extensiven Diskussion der letzten Jahre über die pathologische Abhängigkeit des Sauerstoffverbrauches vom Sauerstoffangebot bei MOFS kann trotz der gesteigerten kardialen Auswurfsleistung auf eine gewisse (relevante?) Limitierung der Sauerstoffversorgung geschlossen werden [6]. Dies könnte durch eine Umverteilung des kardialen Outputs, durch regionale Hypoperfusion, arteriovenöse Shunts, durch eine Vasoparalyse im Bereich der Mikrozirkulation verursacht sein. Zusätzlich könnte ein interstitielles Ödem, Änderungen in der Zusammensetzung des Interstitium, Diffusionsprobleme etc. die zelluläre Substratversorgung beeinträchtigen.

Untersuchungen zum intrazellulären Substratstoffwechsel bei Sepsis bzw. MOFS (s.u.) sprechen jedoch gegen die Annahme einer verminderten Sauerstoff- bzw. Substratversorgung als wesentliche Ursache der zellulären Stoffwechselstörungen: Die intrazellulären Substratkonzentrationen sind eher erhöht als erniedrigt, die Zelle badet gleichsam in Substraten, die sie aber nicht verwerten kann [1].

Sepsis und Zell-Stoffwechsel: Die Störung der oxydativen Phosphorilierung

Bei Verbrennungen, Sepsis, Trauma, schwerer Mangelernährung kommt es zu einem Abfall der intrazellulären Konzentration energiereicher Phosphate. Zunächst, unter „kompensierten Bedingungen", sinkt der Gehalt von Kreatinin-Phosphat zugunsten der Erhaltung der

ATP Konzentration [5], während bei schwererer Erkrankung der Gehalt von ATP vermindert ist, von ADP, AMP und freiem Phosphat ansteigen [1, 5, 7, 8]. Das „energy charge potential" als Maß für den Phosphorilierungszustand, eine unter physiologischen Bedingungen in engsten Grenzen kontrollierte Größe, sinkt ab [1].

Bemerkenswerterweise ist jedoch der Gehalt an freier Glukose, der unter Normalbedingungen kaum nachweisbar ist, erhöht [1]. Die intrazelluläre Laktat-Konzentration ist nur mäßig gesteigert. Dies spricht dafür, daß eine Phosphorilierung der Glukose und eine bedarfsentsprechende Glykolyse nicht stattfindet und ist ein weiterer Beweis dafür, daß beim MOFS nicht ein Substratmangel, sondern eine Behinderung des Energiestoffwechsels bzw. der oxydativen Phosphorilierung auftritt und zur Zell- bzw. Organfunktionsstörung führt.

Im Gegensatz zu hyp- bzw. anoxischen Bedingungen, unter denen es rasch zu einer Schwellung der Zelle kommt, kommt es bei der Sepsis zu einer Schrumpfung der Zelle, ist der Anteil an intra-zellulärem Wasser vermindert [9]! Auch dieser bislang wenig beachtete und schwer interpretierbare Befund spricht für einen gesteigerten Stoffwechsel. Die osmotische Belastung der Zelle kann offensichtlich im kompensierten Stadium durch Aktivierung von Membrantransportfunktionen ausgeglichen werden.

Störung der Membranfunktionen

Die Störung der Transportfunktionen der Zellmembran ist pathophysiologische Endstrecke und zentrales Charakteristikum der „kranken Zelle". Der Begriff „sick cell" wurde erstmals vom Nephrologen Welt verwendet, der bei Patienten mit fortgeschrittener Urämie ein Ansteigen der intrazellulären Natrium-Konzentration beobachtet hatte, das auf eine Hemmung der Natrium-Kalium-ATPase zurückzuführen war [10]. Durch eine Beseitigung des urämischen Zustandes durch regelmäßige Hämodialysetherapie kam es zur Normalisierung dieses Transportdefektes. In der Folge wurde gezeigt, daß verschiedenste Aspekte des urämischen Syndromes, wie Myopathie, Neuropathie, und Stoffwechselstörungen, durch diese Behinderung der Membranfunktion verursacht werden [11, 12].

Die Natrium-Kalium-ATPase ist für Aufrechterhaltung des Ionen-Gradienten an der Zellmembran und damit direkt oder indikrekt für die wesentlichsten Zellfunktionen verantwortlich zu machen. Als ATP-verbrauchende Reaktion wird sie als „primäres" Transportsystem bezeichnet, während sog. „sekundäre" Transportsysteme die physiko-chemische Energie aus dem durch die Na-K-ATPase aufrechterhaltenen transmembranösen Natrium-Gradienten beziehen. Letztere können „Co-Transport-Systeme", durch die ein in die Zelle aufzunehmendes Substrat gemeinsam mit Natrium transportiert wird (z. B. für Aminosäuren, Kohlenhydrate, Fettsäuren) oder „Austausch-Reaktionen", bei denen eine intrazelluläre Substanz im Austausch mit Natrium nach außen geschleust wird (z. B. Na-H-Austausch), darstellen. Daraus ist ersichtlich, daß die wesentlichsten Zellfunktionen (Membranpotenial, Zellvolumen, Erregbarkeit, Kontraktilität, intrazellulärer pH-Wert etc.) direkt oder indirekt an die Funktion der Na-K-ATPase gebunden sind.

Mehrere experimentelle Befunde, wie zum Aminosäurentransport [13], sprechen dafür, daß bei der Sepsis verschiedenste Membranfunktionsstörungen vorliegen, die in Analogie zum urämischen Syndrom pathophysiologische Ursache für die multiplen Beeinträchtigungen von Organfunktionen darstellen könnten. Neben der schon angesprochenen Behinderung des Energiehaushaltes kommen als Ursachen für diese Membranfunktionsstörungen in Betracht:

Eine direkte Membranschädigung bzw. Änderung der Membranzusammensetzung: Entzündungsmediatoren, wie der Tumornekrose-Faktor (TNF), Oxydantien, freigesetzte Phospholipasen führen zu einer unspezifischen Schädigung der Zell- bzw. Mitochondrial-Membran, erhöhen die Membran-Permeabiliät und intrazelluläre Natrium-Konzentration [14]. Der daraus resultierende Anstieg der Na-K-ATPase steigert den Energiebedarf der Zelle und führt zur Verarmung an energiereichen Phosphaten. Zusätzlich lassen sich Änderungen der Membranzusammensetzung und ihrer physikalischen Eigenschaften, wie der Fluidität, nachweisen, die zu einer Störung der Funktion membranständiger Enzymsysteme führen.

Eine direkte Enzym-Hemmung: Verschiedenste Substanzen, wie langkettige Fettsäuren, aber auch Endotoxin können die Na-K-ATPase direkt hemmen [15]. Zusätzlich wurde für die Sepsis die vermehrte Ausschüttung eines hypothetischen „endogenen Digitaloids" postuliert, das spezifisch die Enzym-Funktion durch Rezeptorinteraktion hemmen soll.

Reversibilität der zellulären Schädigung

Die geschilderten Veränderungen verschiedener Funktionen der Zelle bedeuten nicht, daß die Störungen prinzipiel als irreversibel anzusehen sind. Die klinische Beobachtung, daß Patienten mit MOFS bzw. im hypodynamen septischen Schock durchaus, wenn auch in einem geringen Prozentsatz, überleben können, unterstreicht die mögliche Reversibilität. Es muß ein Ziel jeder Intensivtherapie sein, den „point of no return" bei kritisch kranken Patienten weiter hinauszuschieben.

Der Zeitpunkt bzw. jene pathophysiologischen Ereignisse, die die Irreversibilität markieren könnten, ist auch experimentell nicht definiert. Zeichen für eine progressive Zellschädigung im Tierexperiment ist der Verlust der Stimulierbarkeit der Na-K-ATPase durch hormonelle Interventionen [2], die zunehmende Zellverfettung [16], der Abfall der intrazellulären Konzentration der Aminosäure Glutamin, die für den Energiehaushalt von zentraler Bedeutung ist [17].

Zusammenfassung und therapeutische Implikationen

Das „Multiorganversagen" ist nicht eine Aneinanderkettung isolierter Organfunktionsstörungen, sondern Ausdruck eines generalisierten Defektes auf zellulärer Ebene, der durch die Diskrepanz einer gesteigerten Leistung („Hypermetabolismus") und einem Beeinträchtigung des zellulären Energiestoffwechsels (Hemmung der oxydativen Phosphorilierung) charakterisiert ist und zum zellulären Versagen („sick cell syndrome") führt.

Alle therapeutischen Bemühungen, die sich auf die Behandlung isolierter Organfunktionsstörungen beschränken („künstlicher Organersatz"), sind rein symptomatisch und können wohl Komplikationen verhindern, nicht aber die generalisierte Störung beeinflussen. Eine pathophysiologisch orientierte Therapie bedarf des integrativen Verständnisses der inneinander verzahnten Funktionskreise Oxygenierung, Sauerstofftransport, Kreislauffunktion, Stoffwechsel, Substratversorgung und Ernährung. Nur ein alle diese Funktionen berücksichtigendes therapeutisches Gesamtkonzept kann zusammmen mit der Behandlung der auslösenden Ursache (Sepsis-Herd-Sanierung, Antibiotika, etc.) den Krankheitsprozeß durchbrechen und den Übergang in ein irreversibles panzelluläres Versagen verhindern.

Zukünftige Entwicklungen müssen darauf gerichtet sein, die bislang wenig definierten Ursachen des zellulären Defektes spezifisch zu beeinflussen. Schritte in diese Richtung wurden durch die Entwicklung von Endotoxin-Antikörpern, von Anti-Interleukinen, TNF- Antikörpern unternommen. Erste klinische Erfahrungen lassen erwarten, daß diese auf zelluläre Ebene gerichtete Therapien mithelfen könnten, den „point of no return" bei Patienten mit Sepsis bzw. MOFS hinauszuschieben und die Prognose dieser mit einer hohen Mortalität behafteten Patientengruppen zu verbessern.

Literatur

1. Kinney JM, Fürst P, Elwyn DH, Carpentier YA (1988) The intensive care patient. In: Kinney JM, Jeejeebhoy KN, Hill GL, Owen OE (eds) Nutrition and metabolism in patient care. Saunders, Philadelphia, pp 656–671
2. Lenz K, Laggner A, Druml W, Graninger W, Grimm G, Schneeweiß B (1987) Hemodynamic characterization of sepsis. Prog Clin Biol Res 236: 129–138
3. Liu M-S, Ghosh S (1986) Myocardial sodium pump activity in endotoxin shock. Circ Shock 19: 177–184
4. Clemens MG, Chaudry IH (1987) Alterations in hepatic membrane potentials in vivo during early and late sepsis. Circ Shock 22: 1–9
5. Jacobs DO, Kobayashi T, Imagire J, Grant C, Kesselly B, Wilmore DW (1991) Sepsis alters skeletal muscle energetics and membrane function. Surgery 110: 318–326
6. Gutierrez G (1991) Summary of the round table conference on tissue oxygen utilization. Intensive Care Med 17: 67–68
7. Bergström J, Boström H, Fürst P, Hultman E, Vinnars E (1976) Preliminary studies of energy-rich phosphagens in muscle from severely ill patients. Crit Care Med 4: 197–204
8. Liaw KY, Askanazi J, Michelson CB, Kantrowitz LR, Fürst P, Kinney JM (1980) Effect of injury and sepsis on high-energy phosphates in muscle and red cells. J Trauma 20: 755–759
9. Bergström JP, Larsson J, Nordström H, Vinnars E, Askanazi J, Elwyn DH, Kinney JM, Fürst P (1987) Influence of injury and nutrition on muscle water and electrolytes: effect of severe injury, burns and sepsis. Acta Chir Scand 53: 261–266
10. Welt LG, Smith EKM, Dunn MJ, Czerwinski A, Proctor H, Cole C, Balfe JW, Gitelman HJ (1967) Membrane transport defect: the sick cell. Trans Assoc Am Phys 80: 217–226
11. Druml W, Kelly RA, May RC, Mitch WE (1988) Abnormal cation transport in uremia. J Clin Invest 81: 1197–1203
12. Druml W, Kelly RA, England BK, O Hara DS, Mitch WE (1990) Effects of acute and chronic uremia on active cation transport in rat myocardium. Kidney Int 38: 1061–1067

13. James JH, Hasselgren P-O, Hummel RP, Warner BW, Fischer JE (1990) Effect of sepsis on amino acid transport system A and its response to insulin in incubated rat skeletal muscle. Metabolism 39: 335–340
14. Tracey K, Lowry SF, Beutler B, Ceramin J (1986) Cachectin/tumor necrosis factor mediates changes of skeletal muscle plasma membrane potential. J Exp Med 164: 1368–1373
15. English LH, Cantley LC (1986) Delta endotoxin is a potent inhibitor of (Na,K)-ATPase. J Biol Chem 261: 1170–1173
16. Roth E (1991) Intrazelluläre Elektrolyte und Wasser im Muskelgewebe bei Sepsis (in Vorbereitung)
17. Roth E, Funovics J, Mühlbacher F, Schemper M, Mauritz W, Sporn P, Fritsch A (1982) Metabolic disorders in severe abdominal Sepsis: glutamine deficiency in skeletal msucle. Clin Nutr 1: 25–41

Korrespondenz: Prof. Dr. W. Druml, Medizinische Klinik III, Nephrologie, Währinger Gürtel 18–20, A-1090 Wien, Österreich

Multiorganversagen und Sepsis nach Polytrauma

O. Trentz und **H. P. Friedl**

Departement Chirurgie, Klinik für Unfallchirurgie, Universitätsspital Zürich,
Schweiz

> „Acquired immunological deficits post
> trauma predispose to acute sepsis!"

Einleitung

Die in den letzten Jahren erzielten Fortschritte in der präklinischen und klinischen Versorgung Schwerverletzter – die Modernisierung der Rettungsmittel, die drastische Verkürzung der Rettungszeiten und das standardisierte interdisziplinäre diagnostisch/therapeutische Vorgehen seien nur stichpunktartig erwähnt – haben dazu geführt, daß immer mehr Traumapatienten die unmittelbaren Folgen des Unfallgeschehens überleben.

Der *„frühe Tod"* nach schwerem Polytrauma trat unter diesen verbesserten Rahmenbedingungen mehr und mehr in den Hintergrund, in der Postprimärphase führte nicht zuletzt die Weiterentwicklung chirurgischer – und supportiver intensivmedizinischer Verfahren zu einer deutlichen Senkung der Gesamtletalität und der Verlängerung der Überlebenszeiten in letzlich doch letal endenden Fällen.

Der primäre Behandlungserfolg bei polytraumatisierten Patienten wird jedoch häufig durch das Auftreten schwerer Komplikationen in Frage gestellt.

Sieht man von Verletzungskonstellationen ab, die mit dem Überleben nicht vereinbar sind (z. B. Tod durch akutes Verbluten, schwerste Hirnverletzung), so sind sekundäre, erst Tage nach der Verletzung auftretende Komplikationen heute die hauptsächlichen Todesursachen.

Als schwere und häufig unabwendbar tödlich endende Komplikation steht mit im Vordergrund – häufig auf dem Boden eines *sekundären, posttraumatischen Immundefektsyndroms* – das progressive septisch-toxische Multiorganversagen (MOV, engl. MOF, i. e. „multisystem organ failure") mit einer Letalität – auch bei jungen Patienten – zwischen 30 und 100% und einer Gesamtsterblichkeit von 7–18% nach Polytrauma.

Prinzipiell können alle Organe und Funktionssysteme betroffen sein. Führend sind unter den heutigen Bedingungen in der Regel Organversagen der *Lunge*, der *Leber* und des *Magen/Darmtraktes*, aber auch das *Pancreas*, die *Niere*, das *Gerinnungssystem* oder das *Herz* und das *Zentralnervensystem* können – jeweils isoliert oder aber in Kombination mit anderen Organen oder Funktionssystemen – betroffen sein.

Die Pathogenese und der Stellenwert des *sekundären Immundefektsyndrom*s im Rahmen der Entwicklung posttraumatischer Komplikationen ist in den Details bislang ungeklärt. Neuere wissenschaftliche Ansätze sehen vor allem in den initialen Frühveränderungen nach *Hochrasanztraumen* die entscheidenden pathophysiologischen Triggermechanismen späterer Komplikationen.

Klinische Rahmenbedingungen

Mehrfachverletzungen in Kombination mit schwerem hämorrhagisch-traumatischem Schock und einer Ischämie/Reperfusionssymptomatik zeigen häufig einen dramatischen und klinisch widersprüchlichen, aber phasenhaften Verlauf.

Das der erfolgreichen Schocktherapie und der ersten chirurgischen Behandlungsphase sich anschließende Intervall ist durch eine *Konsolidierung* vitaler Funktionen, aber auch durch eine auffällige immunologische Hyperreaktivität gekennzeichnet. Dieser initialen, immunologisch hyperergen Phase schließt sich, in der Regel um den vierten posttraumatischen Behandlungstag, eine *Dekompensationsphase* mit partieller oder subtotaler immunologischer Anergie an.

Das beginnende klinische Versagen einzelner Organsysteme deutet sich in dieser Phase an und steigert sich – häufig mit rascher Progredienz – zum Multiorganversagen mit therapeutisch nicht mehr beeinflußbarem, foudroyant-septischen Verlauf in der terminalen Phase.

Diese letzte Phase zeigt nach nach *McMenamy et al.* einen Verlauf in drei Abschnitten und bietet als erste klinische Manifestation fakultativ (in < 45%) eine Bakteriämie und die Zeichen einer hyperdynamen Sepsis, d. h.:

— Fakultative Bakteriämie im Rahmen einer hyperdynamen Sepsis mit verminderter peripherer Sauerstoffutilisation und beginnendem pulmonalen Versagen,
— Leberversagen mit pathologischem Gesamtbilirubin/SGOT und LDH,
— Globales Kreislaufversagen mit therapierefraktärer Gabe von Volumen und positiv inotroper Substanzen.

Die Chronologie der Ereignisse in der Pathogenese des Multiorganversagens nach Polytrauma beinhaltet damit im *Überblick* folgende Phasen:

— Trauma

    — Hypermetabolische Phase ——————— Konsolidierungsphase
    — Posttraumatischer Immundefekt
      — Katabole Phase ———— Dekompensationsphase
      — Therapierefraktäres
        septisch/toxisches Multiorganversagen

Im Vordergrund der klinischen Problematik stehen somit *irreversible und therapeutisch nicht beherrschbare Ausfälle von Organen oder Funktionssystemen auf dem Boden eines erworbenen Defektes der körpereigenen Abwehr.*

Die Pathogenese dieses *sekundären, posttraumatischen Immundefektsyndroms* nach Mehrfachverletzungen ist — wie bereits erwähnt — bislang nur teilweise geklärt. Mangels kausaler therapeutischer Ansätze beschränken sich die derzeitigen Therapiemöglichkeiten auf symptomatische Maßnahmen.

Die Vorstellungen über die relevanten Pathomechanismen, die der Entwicklung dieser lebensbedrohlichen Komplikationen zugrundeliegen, sind in den vergangenen Jahren gründlich revidiert worden.

So sind nach heutiger Meinung vor allem die *initialen Frühveränderungen* nach Trauma als die entscheidenden pathomechanischen Triggermechanismen späterer Komplikationen anzusehen.

Aus *teleologischer Sicht* liegt die Ursache für die Dekompensation der körpereigenen Abwehrsysteme (Abb. 1) in einer Überforderung durch die Hochrasanztraumen der technisierten Neuzeit:

Die in der Entwicklungsgeschichte entstandenen Defensivsysteme zur Wiederherstellung der Homöostase (Abb. 1) erweisen sich als zu schwach gegenüber dem traumatischen Insult durch Hochrasanzverletzungen. Letztlich führt diese Entwicklung zu einer hochgradig *konsumptiven*, im Endergebnis aber *frustranen* Auseinandersetzung mit den Folgen des Traumas unter den Zeichen einer völligen Erschöpfung der körpereigenen Defensivsysteme.

Diese deletäre Entwicklung resultiert – wie bereits erwähnt – aus einem *Ungleichgewicht* zwischen den körpereigenen Abwehrsystemen und dem traumatischen Insult durch Hochrasanzverletzungen, die – wie im Falle des Gerinnungssystems – als „Verbrauchskoagulopathie" noch therapeutisch korrigierbar, im Falle der entstehenden globalen „Verbrauchsimmunopathie" nach dem heutigen Stand der therapeutischen Möglichkeiten aber *irreversibel* ist.

Die Konsequenz aus dieser Erkenntnis liegt in einem frühzeitigen Einsatz der zur Verfügung stehenden therapeutischen Mittel (Abb. 1) mit dem Ziel, die körpereigenen Defensivsysteme so frühzeitig wie möglich zu stützen und die Entwicklung eines posttraumatischen Immundefektes zu minimieren.

Übergeordnetes Ziel für die klinische – und experimentelle Forschung der Zukunft bleibt die Konstruktion einer schlüssigen, pathophysiologisch, immunologisch und pathobiochemisch begründeten Kausalkette, die die Entwicklung der dargestellten Komplikationen vom Unfallereignis ausgehend erklärt und Schnittstellen für therapeutische Maßnahmen definiert.

Posttraumatische Sepsis – Multiorganversagen

Die klassische Sepsisdefinition wurde 1914 von H. Schottmüller formuliert. Sie postuliert einen septischen Focus, der über eine Bakteriämie eine generalisierte (systemische) Sepsis bedingt:

„Eine Sepsis liegt dann vor, wenn sich innerhalb des Körpers eine Herd gebildet hat, von dem kontinuierlich oder periodisch pathogene Bakterien in den Blutkreislauf gelangen, und zwar derart, daß durch diese Invasion subjektive und objektive Krankheitserscheinungen ausgelöst werden.
H. Schottmüller, Wesen und Behandlung der Sepsis (1914) Verh Dtsch Ges Inn Med 31: 257

Die Anwendung dieser klassischen Sepsisdefinition auf Polytraumatisierte im beginnenden oder manifesten Multiorganversagen ist in den wenigsten Fällen möglich, da in der Regel in keiner Phase des posttraumatischen Verlaufs der Nachweis einer Bakteriämie gelingt und bezweifelt werden muß, ob die Streuung eines septischen Focus auf dem Boden einer klassischen Sepsis als das *„primum movens"* in der Pathogenese des posttraumatischen Multiorganversagens angesehen werden kann.

Aus heutiger Sicht ist die wesentliche Determinante für die Entwicklung eines septiformen Bildes nach schwerem Trauma in erster Linie und als „conditio sine qua non" die gestörte immunologische Homöostase (Abb. 1), d. h. das *manifeste Immundefektsyndrom* – im Unterschied zur klassischen Sepsis, bei der ein septischer Focus unter den Bedingungen der immunologischen Homöostase systemisch streut und ein septisches Bild des Gesamtorganismus nach klassischer Definition verursacht.

Als Ursachen für den Wandel im Sepsisverständnis der heutigen Medizin werden v. a. die – bereits eingangs erwähnten – veränderten präklinischen und klinischen Rahmenbedingungen angesehen.

Die heute gebräuchlichen Sepsisdefinitionen tragen diesen veränderten Bedingungen z. T. Rechnung. Im sprachlichen Gebrauch sind daher auch – ohne daß bislang eine endgültige Begriffsdefinition erfolgt wäre – u. a. die Begriffe:

– Posttraumatische Sepsis
– Sepsis-like Syndrome
– Septiformes Multiorganversagen

synonym gebräuchlich. Erwähnt sei ferner in diesem Zusammenhang die heute vielfach gebräuchliche Sepsisdefinition der *„Veterans Administration Sepsis Cooperative Study Group"* von 1987 und die klinischen Sepsiskriterien des *New England Journal of Medicine*.

Als Kernstück und „primum movens" in der Pathophysiologie des posttraumatischen Multiorganversagens wird somit heute das *erworbene Immundefektsyndrom* nach Trauma gesehen.

Die moderne *Begriffsdefinition des Polytrauma*s schließt demzufolge als wesentliche Größe den posttraumatischen Immundefekt mit ein:

Tabelle 1. Begriffsdefinition: Polytrauma

Verletzungen mehrerer Körperregionen oder Organsysteme, wobei

– die Komponenten per se überlebbar sind, in ihrer Kombination oder bei inadäquater Behandlung jedoch potentiell tödlich enden,

– das Muster und Ausmaß der Verletzungen sekundär einen posttraumatischen Immundefekt induzieren und

– über den entstandenen Immundefekt systemische, in Defektheilung mündende Schäden bis hin zum letalen Multiorganversagen auftreten.

(Trentz und Friedl 1990)

Für die Entwicklung eines posttraumatischen Multiorganversagens besitzen aus heutiger Sicht somit *zusammenfassend* folgende Einflußgrößen pathogenetische Relevanz:

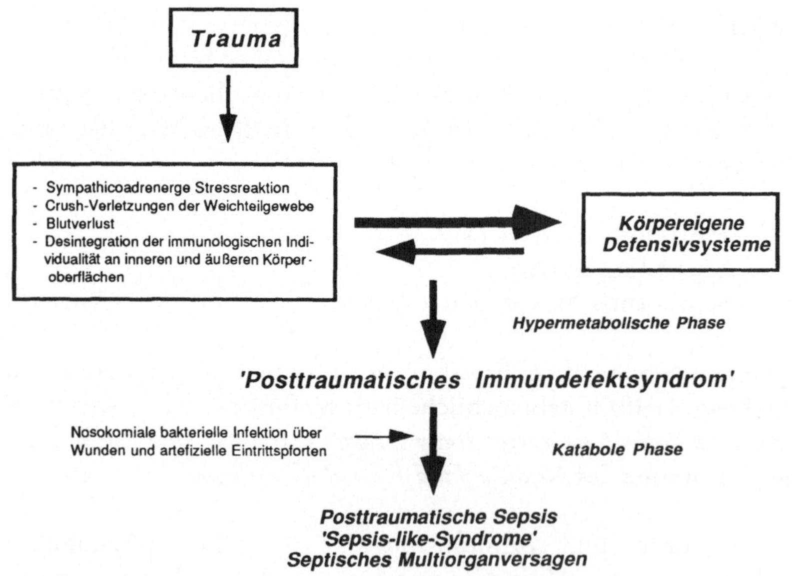

Abb. 1

Zusammenfassung

Der gemeinsame Nenner sekundärer Komplikationen nach hämorrhagisch-traumatischem Schock und Ischämie/Reperfusionssyndrom wird – wie bereits erwähnt – in einem *erworbenen Immundefektsyndrom* gesehen, das letzlich als Ursache der gefürchteten posttraumatischen Sepsis und des posttraumatischen Organ/Multiorganversagens gilt.

Die formale pathophysiologische Kausalkette beim Multiorganversagen beinhaltet – auf nähere Details wird an anderer Stelle näher eingegangen – in der genannten Reihenfolge folgende Schritte:

Tabelle 2

1. Trauma / mech. Zerstörung von Weichteilgeweben (vgl. Abb. 2)

    Hämorrhagisch-traumatischer Schock
    Ischämie/Reperfusionssyndrom

2. Hypermetabolische Phase mit akuter (abakterieller) Entzündungsreaktion / Inflammatorische Akutphasenreaktion („acute inflammatory response")

    – humoral
    – zellulär

    initial lokalisiert, später mit systemischer Ausbreitung

3. Erworbener posttraumatischer Immundefekt

4. Katabole Phase mit Organmanifestation („solid organ metabolic response")

5. Mono-Organversagen im Rahmen eines hyperdynamen septiformen Bildes

6. Septisches *Multi*organversagen – Tod

Der posttraumatische Immundefekt manifestiert sich am Übergang von der hypermetabolischen zur katabolen Phase und deutet sich an durch eine erhöhte Anfälligkeit für nosokomiale Infektionen.

Weitere Einzelheiten zu den genannten Stadien werden in weiteren Referaten des *Hauptthemas* behandelt.

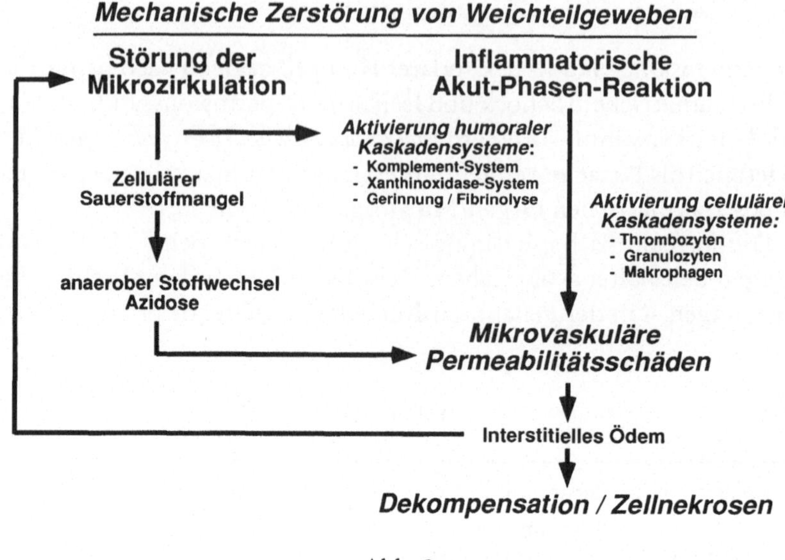

Abb. 2

Korrespondenz: Dr. med. H. P. Friedl, Departement Chirurgie, Klinik für Unfallchirurgie, Universitätsspital Zürich, Rämistraße 100, CH-8091 Zürich, Schweiz

Humorale Mediatoren bei Trauma, Schock und Sepsis

M. Jochum[1], A. Billing[3], M. Ceska[5], D. Inthorn[3], W. Machleidt[2],
U. Obertacke[4], Ch. Waydhas[3] und H. Fritz[1]

[1] Abteilung für Klinische Biochemie, [2] Physiologische Chemie und
[3] Chirurgische Kliniken, Universität München und [4] Chirurgische Klinik Essen,
Bundesrepublik Deutschland
[5] Sandoz Forschungsinstitut, Wien, Österreich

Die primäre Reaktion des Organismus auf einen entzündlichen Stimulus (Gewebezerstörung nach Polytrauma, invasive Mikroben, Endotoxine exogener und endogener Natur, etc.) hat physiologischerweise die Inaktivierung und Beseitigung des stimulierenden Agens sowie die Einleitung eines reparativen Heilungsprozesses zum Ziel. Die hierfür notwendige Aktivierung von komplexen, interagierenden humoralen und zellulären Abwehrsystemen birgt jedoch auch das Risiko einer Beeinträchtigung von gesundem Gewebe und eine damit verbundene Perpetuierung des Entzündungsgeschehens in sich.

Aus der nahezu unüberschaubaren Zahl von Stimulatoren, Mediatoren, Effektoren und Inhibitoren, die aus heutiger Sicht über Effizienz oder Versagen der Entzündungsantwort bestimmen, haben sich proteolytische Enzyme der Blutkaskadensysteme (Thrombin, Plasmin, Komplementesterasen, etc.) bzw. aus Entzündungszellen (PMN-Elastase, Makrophagen-Kathepsin B, etc.) als potente Effektoren destruktier Prozesse erwiesen, die schließlich zur Manifestation des Multiorganversagens (MOV) im schweren posttraumatischen und postoperativen Krankheitsverlauf führen.

Derartige Proteolyseinduzierte Pathomechanismen werden durch das gleichzeitige Auftreten eines lokalen Ungleichgewichtes zwischen den Proteinasen und ihren regulativen Gegenspielern (z. B. α1-Proteinaseinhibitor, α2-Makroglobulin, Antithrombin III) noch zusätzlich verstärkt.

In diesem Zusammenhang scheinen vor allem die Zytokine TNF und IL-8 durch ihre chemotaktische Aktivität auf PMN-Granulozyten wesentlich zur Sequestrierung und Aktivierung dieser primären Abwehrzellen am Entzündungsherd und damit zu einer weiteren Proteinasefreisetzung beizutragen.

Inzwischen konnten wir durch die engmaschige Bestimmung der Plasmaspiegel von PMN-Elastase und Kathepsin B sowie von Faktoren der Blutkaskadensysteme (v. a. Antithrombin III, Plasmakallikrein und Prothrombin) in mehreren prospektiven klinischen Studien an Trauma- und Sepsispatienten nicht nur die pathogenetische Relevanz der genannten Faktoren in vivo bestätigen sondern auch aufzeigen, daß die konsekutive Messung dieser Entzündungsmediatoren eine signifikante Hilfestellung für die frühzeitige Diagnose und Prognose des multiplen Organversagens bietet. Die Bestimmung von TNF und IL-8 in Plasma/Serumproben hat sich dagegen aus diagnostisch/prognostischer Sicht als unbedeutend erwiesen. Allerdings zeigt die Bestimmung dieser Zytokine in lokalen entzündlichen Flüssigkeiten (bronchio-alveoläre Lavageflüssigkeit, Peritonitis-Exsudate) eindeutig die pathogenetische Relevanz dieser Faktoren für die Entwicklung eines schweren Organversagens auf.

Korrespondenz: Prof. Dr. M. Jochum, Abteilung für Klinische Biochemie, Universität München, Nußbaumstraße 20, D-W-8000 München 2, Bundesrepublik Deutschland

Adaptionsmechanismen in der Hypoxie

B. Schneeweiß und H. Vedovelli

Intensivstation, Medizinische Klinik IV, AKH, Wien, Österreich

Einleitung

Unter Hypoxie wird allgemein ein Zustand verstanden, in dem der zelluläre Energiebedarf größer ist als die Energieproduktion aus dem aeroben Stoffwechsel [7]. Als Ursache kommen Beeinträchtigungen der Oxygenierung des Blutes, des Sauerstofftransportes in der Makro- und/oder Mikrozirkulation, sowie direkte Störungen auf zellulärem Niveau in Frage. Bei kritisch kranken Patienten im Multiorganversagen werden alle drei angeführten Mechanismen in der Pathogenese der Zellhypoxie diskutiert.

Eine Störung der Zellfunktion tritt dann ein, wenn auch die anaerobe Energiebereitstellung für die verschieden metabolischen Prozesse unzureichend ist. Sobald auch diejenigen Mechanismen, die für die Aufrechterhaltung der zellulären Integrität verantwortlich sind versagen, kommt es zum irreversiblen Zelltod.

Im Rahmen der Hypoxie können verschiedene Adaptationsmechanismen auftreten, die dazu geeignet sind eine ausreichende energetische Versorgung auch unter diesen Umständen zu gewährleisten und damit das Überleben der Zelle und damit des gesamten Organismus zu sichern.

Veränderungen der Sauerstoffextraktion: die Abhängigkeit des Sauerstoffverbrauches (VO_2) vom Sauerstofftransport (DO_2)

In einem weiten Bereich des Sauerstoffangebotes DO_2 (= Sauerstoffgehalt des arteriellen Blutes $\times$ Herzminutenvolumen) verändert sich der Sauerstoffverbrauch VO_2 nicht. Dieses Verhalten kann nur durch Variationen in der Sauerstoffextraktion erreicht werden: Sinkt das Sauerstoffangebot durch ein vermindertes Herzminutenvolumen oder eine mangelhafte Oxygenierung des Blutes ab, wird vermehrt Sauerstoff aus dem arteriellen Blut extrahiert und umgekehrt. Ab einer kritischen Reduktion des Sauerstoffangebotes besteht eine lineare Abhängigkeit zwischen beiden Größen [3] (Abb. 1). Es müssen nun anaerobe Stoffwechselwege aktiviert werden um die energetische Versorgung des Organismus sicher zu stellen. Dieser kritische DO_2 liegt in der Größenordnung von 8–10 mL/kg.min (330 ml/min.m^2) [14]. Bei Patienten mit Sepsis und septischen Schock wird dieser kritische Punkt bereits bei einem DO_2 von ca.15–20 ml/kg.min erreicht [17, 12]. Unterhalb dieser DO_2-Werte konnten als Hinweis bestehender anaerober Stoffwechselwege erhöhte Blutlaktatkonzentrationen gemessen werden. Septische Patienten benötigen einen höheren DO_2 um eine ausreichende Versorgung der peripheren Gewebe mit Sauerstoff zu gewährleisten; d. h. die Sauersttoffextraktion ist deutlich eingeschränkt. Als Ursache werden periphere arteriovenöse Shunts [4] und durch Endotoxin und Cytokine bedingte Zellschäden mit Entkoppelung der oxidativen Phosphorylierung [13] diskutiert.

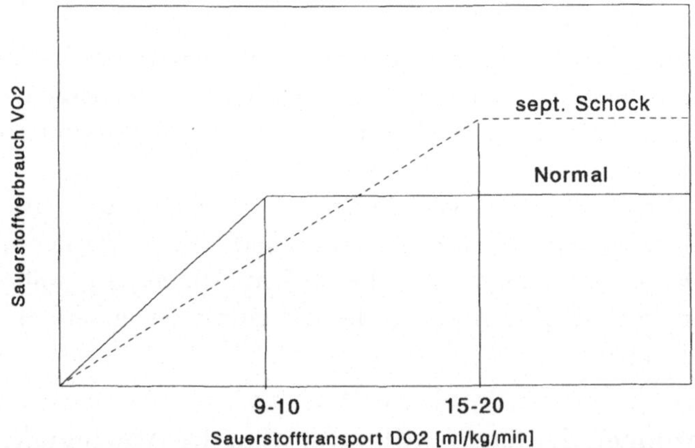

Abb. 1. Die Abhängigkeit des Sauerstoffverbrauches (VO_2) vom Sauerstofftransport (DO_2): Der kritische DO_2 wird bei septischen Patienten schon bei weit höheren Werten (15–20 ml/kg/min) erreicht

Biochemische Adaptionsmechanismen

Neben der beschriebenen und bei septischen Patienten eingeschränkten Steigerung der Sauerstoffextraktion auf ein vermindertes Sauerstoffangebot an die periperen Gewebe, gibt es eine Reihe biochemischer Adaptionsmechanismen, die durchwegs bei fakultativ anaerob lebenden Organismen vorkommen, zum Teil aber auch beim Menschen beschrieben sind.

Unter den Bedingungen eines verminderten Sauerstoffangebotes müssen drei kritische Faktoren beachtet werden, die für eine gute Hypoxietoleranz von entscheidender Bedeutung sind [10]:
- Der Substratverfügbarkeit muß mit dem Energieverbrauch abgestimmt werden.
- Verminderung des Auftretens toxischer Endprodukte des anaeroben Stoffwechsel.
- Wiederherstellung des metabolischen Gleichgewichtes nach Beendigung der Hypoxie.

Abstimmung der Substratverfügbarkeit mit dem Energieverbrauch

a) Glycogengehalt zentraler und peripherer Depots: das primäre Substrat für den anaeroben Stoffwechsel ist Glucose bzw. Glycogen als deren Speicherform. Auf Grund der geringen energetischen Effizienz der anaeroben Glykolyse führt eine limitierte Sauerstoffverfügbarkeit zu einer deutlichen Steigerung des Glukoseverbrauches (= Pasteur-Effekt [22]): während bei der Oxidation der Glukose 38 Mol ATP/Mol Glukose produziert werden, entstehen in der anaeroben Glykolyse lediglich 3 Mol ATP/Mol Glukose. Wenn unter den Bedingungen der Anoxie der ATP-Bedarf unverändert gegenüber oxidativen Bedingungen ist, müßte der Glukoseverbrauch um das zwölf- bis dreizehnfache ansteigen, wodurch es zu einer raschen Entleerung zentraler Glykogenspeicher und zum Auftreten von Hypoglykämien kommen könnte. Geringe Glykogenreserven und damit eine verminderte Verfügbarkeit von Glukose scheinen ein Faktor für die schlechte Hypoxietoleranz bei Patienten mit Leberzirrhose zu sein. Organismen mit einer hohen Hypoxietoleranz zeichnen sich hingegen durch große zentrale und periphere Glykogenspeicher aus [19]. Es konnte allerdings darüberhinaus gezeigt werden, daß es selbst unter extrem langen hypoxischen Zuständen bei diesen Organismen nicht zu einer vollständigen Entleerung der Glykogendepots kommt [15]. Eine Möglichkeit, Substrat zu sparen und damit die Hypoxietoleranz zu verbessern, liegt in der

b) Verwendung energetisch günstigerer anaerober Stoffwechselwege: die meisten dieser „nicht laktischen anaeroben Fermentationsformen" sind bei Invertebraten beschrieben [6], einige werden allerdings auch bei hypoxischen Zuständen im Herzmuskel des Menschen diskutiert [11, 23, 24]. Die bislang nachgewiesenen Fermentationswege sind in Abb. 2 dargestellt und zeichnen sich durch eine höhere ATP-Produktionsrate/mol Glukose aus (nach [10]):

Fermentationsweg	Mol ATP/Mol Glukose
Glukose → Succinat	4
Glukose → Proprionat	6
Glukose → Azetat	4
Aspartat → Succinat	1
Aspartat → Proprionat	2

Bei den Fermentationswegen die von Aspartat ausgehen sind zuvor schon 3 Mol ATP/Mol Glukose durch die anaerobe Glycolyse entstanden (Abb. 2).

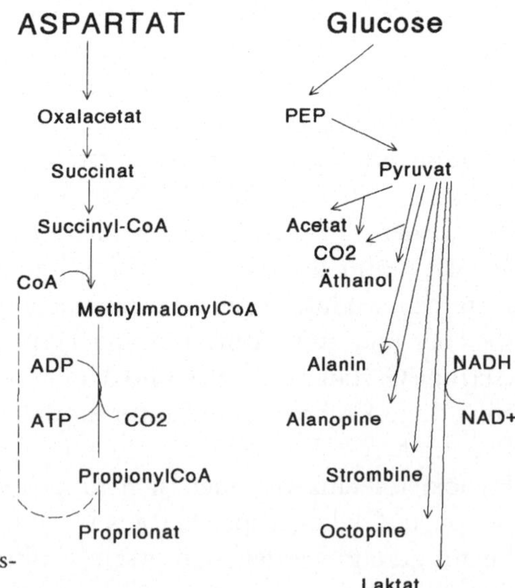

Abb. 2. Alternative Fermentationswege der Glukose (siehe Text)

Zusätzlich zur Fermentation von Glukose kann ATP anaerob auch durch die *Kreatinkinase-Reaktion* bereitgestellt werden. Diese Form der Energieproduktion findet sich besonders in Organen mit hoher Stoffwechselaktivität wie Gehirn, Herz und Skelettmuskel [7]. Es wird Phosphokreatin (PCr) in Kreatin unter Bildung von 1 Mol ATP umgewandelt:

$$PCr^{2-} + MgADP^{1-} + H^+ \rightarrow MgATP^{2-} + Kreatin$$

Der zusätzliche Verbrauch von einem Mol ADP und ein Mol H^+ ist im Sinne der Endproduktelimination (siehe später) von entscheidender Bedeutung. Unter physiologischen aeroben Bedingungen ist die Kreatinkinase-Reaktion im Gleichgewicht. Ein Anstieg der ADP- und der Protonenkonzentration wärend der Hypoxie aktiviert die ATP-Produktion.

Durch einen Anstieg der ADP-Konzentration im Zytosol wird eine dritte anaerobe ATP-Produktionsmöglichkeit durch die *Adenylat-Kinase Reaktion* aktiviert:

$$MgADP^{1-} + MgATP \rightarrow MgATP^{2-} + MgAMP$$

Die Bildung von AMP bei dieser Reaktion stellt den ersten Schrit dar bei der Entleerung der Adeninnukleotide im Rahmen der zellulären Hypoxie und steht damit am Anfang des irreversiblen Zellschadens [7].

Neben der Möglichkeit Substrat (=Glukose) durch energetisch günstigere Fermentationswege einzusparen, kann der anaerobe Bedarf an Glukose auch durch eine

c) Reduktion des Gesamtenergieumsatzes eingeschränkt werden. Diese Form der Adaptation an die Hypoxie wurde bei Vertebraten und Invertebraten beschrieben [20]. Beim Menschen fehlen bislang derartige Untersuchungen. Andererseits ist die Verbesserung der Hypoxietoleranz durch exogene Kühlung und damit Verminderung des Energieumsatzes gut bekannt [16].

Reduktion toxischer Endprodukte des anaeroben Stoffwechsels

Die Akkumulation toxischer Endprodukte des anaeroben Stoffwechsels kann zu Störungen

- der pH-Homöostase,
- Veränderungen der Osmolarität,
- zu metabolischen Störungen durch inhibitorische Effekte dieser Endprodukte

führen. Von den angeführten Punkten ist der Einfluß auf den pH-Wert in der vergleichenden Biologie und auch klinischen Medizin am bedeutensten.

a) Quelle der H+-Ionen im anaeroben Stoffwechel: In der medizinischen Literatur wird vielfach angenommen, daß die metabolische Azidose die im Rahmen hypoxischer Zustände auftritt durch Protonen verursacht ist, die aus der Dissoziation der Milchsäure entstehen [1]. Auf Grund stöchiometrischer Überlegungen kann jedoch klar gezeigt werden, daß bei einem pH>8 keine Nettoproduktion von H^+-Ionen auftritt [2]:

$$\text{Glukose} + 2ADP^{3-} + 2HPO_4^{2-} \rightarrow 2\ \text{Laktat}^{1-} + 2H_2O + 2ATP^{4-}$$

Nur bei sehr nierigen pH-Werten (pH<6), führt die anaerobe Glykolyse zur klassischen Protonenstöchiometrie:

$$\text{Glukose} + 2HADP^{2-} + 2H_2PO^{4-} \rightarrow 2\ \text{Laktat}^{1-} + 2HATP^{3-} + 2H_2O + 2H^+$$

Neben dem pH-Wert haben noch die Mg^{2+}-Konzentration und die Substratquelle (Glykogen oder Glukose?einen Einfluß auf die pH-Stöchiometrie der anaeroben Glykolyse bzw. Glykogenolyse [9]: Je niedriger der pH, desto mehr Protonen werden pro Mol Glukose produziert; bei neutralem pH (pH=7,4) wird bei der Fermentation von Glykogen zu Laktat kein Proton produziert, sondern vielmehr 0.3 Mol H^+ pro Mol Glykosyleinheit verbraucht!

Die quantitativ bedeutsame Protonenquelle stellen vielmehr die H^+-Ionen dar, die aus der *Hydrolyse des ATP* hervorgehen [9] (Abb. 3). Unter den Bedingungen des oxidativen Stoffwechsels werden alle Endprodukte der ATP-Hydrolyse in der oxidativen Phosphorylierung wiederverwertet [18]. In der Hypoxie akkumulieren hingegen wegen eingeschränkter oxidativer Phosphorylierung die H^+-Ionen. Der Anfall an Protonen korreliert allerdings quantitativ mit der Akkumulation der Endprodukte der anaeroben Glykolyse (z. B. Laktat).

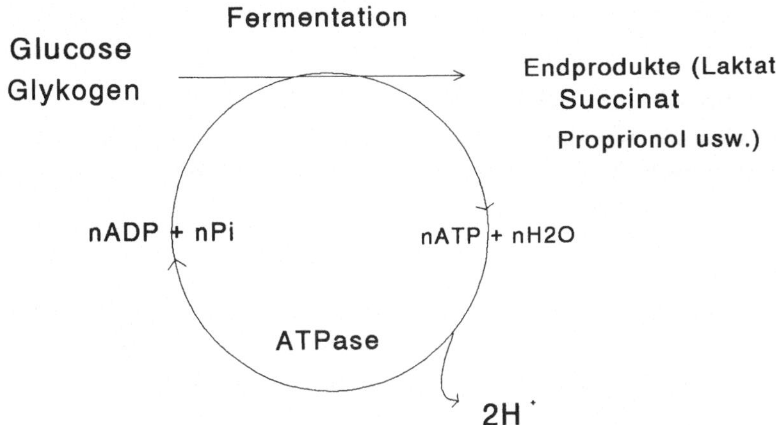

Abb. 3. Die metabolische Azidose im Rahmen der Hypoxie ist nicht durch die Dissoziation der Milchsäure, sondern durch die Hydrolyse des ATP's und fehlender Bindung der dabei entstehenden H^+-Ionen in der oxidativen Phosphorylierung bedingt (nach Hochachka PW, Mommsen TP [9]).

b) Puffersysteme zur Elimination der in der Hypoxie anfallenden H^+: In der Regulation der pH-Homöostase wirken 3 Organe (Lunge, Niere und Leber) funktionell zusammen, wobei die Lunge mit dem Bicarbonat-Kohlensäure Puffersystem quantitativ am bedeutensten ist. Das Zusammenwirken dieser Organe besonders auch im Hinblick auf die Bedeutung der Leber in der pH-Regulation ist in der letzten Zeit in mehreren Artikeln [8] ausführlich beschrieben worden und soll in diesem Zusammenhang nicht näher ausgeführt werden.

Wie schon oben beschrieben können auch durch die Kreatinkinase-Reaktion Protonen gebunden werden.

c) Verminderung der Laktatakkumulation: Intrazelluläre Anhäufung von Laktat kann die Konzentration des verfügbaren ATP vermindern [21] und dadurch die Zellfunktion ungünstig beeinflussen [5]. Um diese ungünstigen Effekte zu vermeiden, müßte Laktat anaerob weiter metabolisiert werden. Bei Vertebraten die eine gute Hypoxietoleranz aufweisen (z. B. der Goldfisch) ist auch die Umwandlung von Laktat über Pyruvat und Azetaldehyd zu Äthanol beschrieben [16]. Derartige Stoffwechselwege sind beim Menschen allerdings noch nicht beschrieben.

Wiederherstellung des metabolischen Gleichgewichtes nach Beendigung der Hypoxie

Nach Beendigung der Hypoxie müssen die angehäuften anaeroben Endprodukte (wie zum Beispiel Laktat) wiederum „abgebaut" werden. Der Stoffwechsel des Laktates ist dabei am besten untersucht und auch quantifiziert worden [10]:

+ Laktatoxidation   7%
+ Glykogenproduktion   45%
+ Cori-Zyklus   20%
+ andere Stoffwechselwege (?)   28%

Zusammenfassung

Als Reaktion auf hypoxische Bedingungen sind eine Reihe physiologischer und biochemischer Adapdationsmechanismen bekannt, welche in den verschieden Spezies verschieden stark ausgebildet sind. Die meisten Daten wurden bislang bei hypoxietoleranten Invertebraten und Vertebraten erhoben, zum Teil aber sind sie auch beim Menschen beschrieben. Weitere Beschäftigung mit diesen Adaptationsmechanismen unter Heranziehung von Ergebnissen aus der vergleichenden Physiologie, sollte zu einem tieferen Verständnis der Pathophysiologie der Hypoxie und vielleicht auch zu neuen therapeutischen Ansätzen führen.

Literatur

1. Buchalter SE, Crain MR, Kreisber R (1989) Regulation of lactate metabolism in vivo. Diabetes/Metabolism Rev 5: 379–391
2. Busa WB, Nuccitelli R (1984) Metabolic regulation via intracellular pH. Am J Physiol 246 (Regul Integr Comp Physiol 15): R409–R438
3. Cain SM (1977) Oxygen delivery and uptake in dogs during anemic and hypoxic hypoxia. J Appl Physiol 42: 228–234
4. Cain SM, Curtis SE (1991) Experimental models of pathologic oxygen supply dependency. Crit Care Med 19: 603–612
5. Davenport A, Aulton K, Payne RB, Will EJ (1989) Hyperlactat-aemia and increasing metabolic acidosis due to the use of lactate based fluid during haemofiltration. Intensive Care Med 15: 546
6. De Zwaan A (1983) Carbohydrate catabolism in bivalves. In: Hochachka PW (ed) The mollusca. Academic Press, New York, pp 138–175

7. Gutierrez G (1991) Cellular energy metabolism during hypoxia. Crit Care Med 19: 619–626
8. Häussinger D (1987) Leber und systemische pH-Regulation. Intensivmedizin und Notfallmedizin 24: 343–348
9. Hochachka PW, Mommsen TP (1983) Protons and anaerobiosis. Science 198: 831–834
10. Hochachka P, Somero GN (1984) Biochemical adaptation. Princeton University Press, Princeton, New Jersey
11. Hohl C, Oestreich R, Rösen P, Wiesner R, Grieshaber M (1987) Evidence for succinate production by reduction of fumarate during hypoxia in isolated adult rat heart cells. Arch Bioch Biophys 259: 527–535
12. Mohsenifar Z, Goldbach P, Tashkin DP, Campisi DJ (1983) Relationship between O_2 delivery and O_2 consumption in the adult respiratory distress syndrome. Chest 84: 267–271
13. Schumer W, Dasgupta TK, Moss GS, Nyhus LM (1970) Effect of endotoxinemia on lever cell mitochondria in man. Ann Surg 171: 875–882
14. Shibutani K, Komatsu T, Kubal K, Sanchala V, Kumar V, Bizzarri DV (1983) Critical level of oxygen delivery in anesthetized man. Crit Care Med 11: 640–643
15. Shoubridge EA, Hochachka PW (1981) The origin and signigicance of metabolic carbon dioxide production in the anoxic goldfish. Mol Physiol 1: 315–338
16. Singer D, Bretschneider HJ (1990) Metabolic reduction in hypothermia: pathophysiological üroblems and natural examples, part 1. Thorac Cardiovasc Surg 38: 205–211
17. Tuchschmidt J, Fried J, Swinney R, Sharma OP (1989) Early hemo-dynamic correlates of survival in patients with septic shock. Crit Care Med 17: 719–723
18. Vaghy PL (1979) Role of mitochondrial oxidative phosphorylation in the maintenance of intracellular pH. J Moll Cell Cardiol 11: 933–940
19. Van den Thillart G (1982) Adaptations of fish energy metabolism to hypoxia and anoxia. Mol Physiol 2: 49–62
20. Van den Thillart G, Van Waarde A, Muller HJ, Erkelens C, Addink A, Lugtenburg J (1989) Fish muscle energy metabolism measured by in vivo ^{31}P-NMR during anoxia and recovery. Am J Physiol 256: R922–R929
21. Veitch RL, Lawson JWR, Cornell NW, Krebs HA (1979) Cytosolic phosphorylation potential. J Biol Chem 254: 6538–6542
22. Voet D, Voet JG (1990) Biochemistry. Wiley, New York
23. Wiesner RJ, Deussen A, Borst M, Schrader J, Grieshaber MK (1989) Glutamate degradation in the ischemic dog heart: contribution to anaerobic energy production. J Mol Cell Cardiol 21: 49–59
24. Wiesner RJ, Kreutzer U, Rösen P, Grieshaber MK (1988) Subcellular distribution of malat-asparate cycle intermediates during normoxia and anoxia in the heart. Biochim Biophys Acta 936: 114–123

Korrespondenz: Doz. Dr. B. Schneeweiß, Medizinische Klinik IV, Intensivstation, Währinger Gürtel 18–20, A-1090 Wien, Österreich

Das Multiorganversagen auf einer internistischen Intensivstation. Ursachen – Inzidenz – Prognose

Ch. Zauner, G. Grimm, A. Kranz, Ch. Madl, B. Schneeweiß und K. Lenz

Intensivstation, Klinik für Innere Medizin IV, Universitätskliniken, Wien, Österreich

Einleitung

Das Multiorganversagen (MOF) wurde initial als ein Versagen mehrerer Organe nach einem Polytrauma beschrieben [1]. In der Folge wurde jedoch das Auftreten des MOF auch nach Sepsis, Pankreatitis und Blutungsschock beschrieben [2, 3].

Während auf chirurgischen Intensivstationen vorwiegend primär (d. h. vor der Akuterkrankung) gesunde Patienten von der Entwicklung eines Multiorganversagen betroffen sind, besteht bei Patienten auf einer internistischen Intensivstationen oft eine chronische Organinsuffizienz (z. B.Leberzirrhose) oder ein Organversagen (dialysepflichtiges Nierenversagen). Im folgenden soll daher anhand einer retrospektiven Analyse die Häufigkeit des Auftretens und die Prognose des 2- oder Mehrorganversagens von Patienten einer internistischen Intensivstation aufgezeigt werden, wobei zusätzlich eine primäre Organinsuffizienz berücksichtigt wurde.

Methodik

Im Zeitraum vom 1. 1. 1981–31. 12. 1990 wurden an der Intensivstation der I. Medizinischen Universitätsklinik Wien 3.599 Patienten stationär behandelt. Davon wurden innerhalb von 48 Stunden 1.267 Patienten auf andere Stationen (bzw. OP) weiter transferiert, bzw. sind in diesem Zeitraum verstorben; 2.332 Patienten wurden länger als 48 Stunden an der Intensivstation der Klinik behandelt. Die Krankengeschichten dieser Patienten wurden retrospektiv hinsichtlich eines Auftretens eines oder mehrerer Organversagen ausgewertet.

Die Diagnose der einzelnen Organversagen wurde aufgrund der folgenden Befunde gestellt:

- Nierenversagen: Kreatininclearance < 15 ml/min. $1,73$ m^2 KOF ;
- Lungenversagen: Respiratorpflichtige respiratorische Insuffizienz mit einem FiO_2 $>0,4$ und PEEP ≥ 5 cm H_2O um einen paO_2 $>$ 60 mm Hg zu erzielen;
- Leberversagen: Normotest $< 30\%$ oder NT $< 50\%$ + Bilirubin $>$ 3 mg%;
- Kreislaufversagen: Systolischer Blutdruck < 80 mm Hg > 4 Stunden oder die Notwendigkeit des Einsatzes von Vasopressoren (Noradrenalin oder Vasopressin) zur Normalisierung des Blutdruckes.

Ergebnisse

Von den 2.332 Patienten, die länger als 48 Stunden an der Intensivstation der Klinik behandelt wurden verstarben 489 (20%), 1.843 Patienten (80%) konnten auf eine Normalstation transferiert werden.

Bei 382 (16%) dieser Patienten wurde im Rahmen des stationären Aufenthaltes auf der Intensivstation ein Versagen von mindestens zwei der Organsysteme Lunge, Niere, Leber oder Herzkreislauf diagnostiziert. Bei 302 (79%) dieser Patienten wurde dieses Versagen von zwei oder mehr Organsystemen bereits bei der Aufnahme diagnostiziert, die Letalität betrug bei diesen Patienten 59%. Bei 80 Patienten trat das MOF erst während des Aufenthaltes auf, die Letalität betrug 62%. Bei 81 Patienten bestand ein Versagen aller vier Organsysteme Lunge, Niere, Leber und Kreislauf. Die Letalität betrug hier 88%.

Bei 180 Patienten waren drei Organsysteme betroffen, die Letalität betrug 63%, bei 131 Patienten war eine Insuffizienz von zwei Organsystemen aufgetreten die Letalität betrug hier 62% (Tabelle 1).

Eine chronische Organinsuffizienz bzw. -versagen bestand bei 217 Patienten (56%). Die Letalität dieser Patienten betrug 65%. Bei 165 Patienten (44%) bestand keine primäre Organinsuffizienz. Die Letalität dieser Patienten betrug 55%. Der Anteil der 4fach Organversagen war

Tabelle 1. Aufgliederung der Patienten nach der Zahl der Organe, die eine insuffiziente Funktion zeigten

Organversagen	Überlebt (n)	Verstorben (n)	Letalität (%)
Lunge + Niere + Leber + Kreislauf	10	71	88
Lunge + Niere + Leber	6	5	45
Lunge + Niere + Kreislauf	51	93	65
Niere + Leber + Kreislauf	9	16	64
Lunge + Niere	24	15	39
Lunge + Kreislauf	2	1	33
Leber + Niere	14	10	42
Niere + Kreislauf	41	24	37
Gesamt	149	233	61

bei beiden Patientengruppen gleich. Eine Aufstellung nach der Grunderkrankung gibt die Tabelle 2 wieder. In ersten Teil sind die Patienten ohne chron. Organinsuffizienz aufgegliedert nach der Ursache, die zum Zwei- oder Mehrorganversagen führte; im zweiten Teil sind jene mit chron.Organinsuffizienz aufgelistet, wobei die Einteilung nach jenem Organ erfolgte, welches eine chronische Insuffizienz aufwies. Die Auslöser waren hier wiederum v. a. die Sepsis, bzw. die Anoxie im Rahmen des Kreislaufstillstandes bei den Patienten, die reanimiert wurden, und der Blutungsschock oder das Nierenversagen bei Patienten mit Leberzirrhose. In einer Aufgliederung der Patienten mit Leberzirrhose war die Letalität jener mit Blutung gleich jener Patienten, bei denen die Sepsis zum Mehrorganversagen führte (84% vs 82%). Hingegen war die Letalität bei den Patienten mit einem hepatorenalem Syndrom als primäre Ursache mit 50% signifikant geringer. Es war bei diesen Patienten auch der Anteil der Patienten mit einem Vierorganversagen niedriger.

Zusammenfassung

Bei 16% der Patienten, die länger als 48 Stunden auf der Intensivstation behandelt wurden, fand sich ein Mehrorganversagen. Die Letalität dieser Patienten war mit 61% deutlich höher als die Gesamtletaliät. Bei der Hälfte der Patienten, die mit einem Mehrorganversagen auf der interni-

Tabelle 2. Aufgliederung der Patienten mit Multiorganversagen nach der auslösenden Ursache bzw. der primär vorhandenen chronischen Organinsuffizienz.

Grunderkrankung	Überlebt			Verstorben			Letalität
	n	Alter (Jahre)	Aufenthaltsdauer (Tage)	n	Alter (Jahre)	Aufenthaltsdauer (Tage)	(%)
Akuterkrankung							
Postoperativ	21	64 +/– 18	27 +/– 23	27	66 +/– 21	17 +/– 14	56
Polytrauma	6	51 +/– 21	14 +/– 7	3	75 +/– 4	12 +/– 7	33
Sepsis	25	45 +/– 30	41 +/– 40	24	56 +/– 23	19 +/– 16	49
Pankreatitis	8	64 +/– 12	20 +/– 13	10	55 +/– 15	13 +/– 10	55
Verbrennung	1	36	15	11	51 +/– 24	21 +/– 16	92
Intoxikation	3	35 +/– 12	30 +/– 19	6	28 +/– 16	6 +/– 3	66
Akutes Leberversagen	5	28 +/– 6	27 +/– 9	5	27 +/– 9	10 +/– 7	50
Andere akut	6	43 +/– 17	18 +/– 15	4	49 +/– 21	12 +/– 15	44
Chronische Organinsuffizienz							
Andere mit chron. Erkrank.	2	58 +/– 12	35 +/– 1	4	69 +/– 6	45 +/– 34	66
Kardiogener Schock	14	54 +/– 21	11 +/– 5	14	69 +/– 15	11 +/– 6	50
Reanimation	9	59 +/– 13	20 +/– 25	8	63 +/– 10	14 +/– 12	47
Organtransplantation	4	39 +/– 7	17 +/– 13	8	56 +/– 5	16 +/– 8	66
Chronisches Nierenversagen	17	57 +/– 22	12 +/– 9	16	50 +/– 18	12 +/– 9	48
Maligne hämatolog. Erkrank.	10	50 +/– 18	23 +/– 18	26	46 +/– 29	22 +/– 19	72
Leberzirrhose	18	50 +/– 12	14 +/– 11	67	54 +/– 20	50 +/– 47	79
Gesamt	149	52 +/– 16	16 +/– 15	233	55 +/– 16	12 +/– 13	61

stischen Intensivstation behandelt wurden, bestand eine chronische Organinsuffizienz. Die Letalität dieser Patienten war jedoch nicht höher als jener ohne chronischer Organsinsuffizienz. Auschlaggebend für die Letalität war die Zahl der versagenden Organe Lunge, Niere, Leber und Kreislauf. Die Letalität bei Versagen aller 4 Organsysteme betrug 88%.

Literatur

1. Border JH, Chenier R, McMenamy RH (1976) Multiple systems organ failure: muscle fuel deficit with visceral malnutrition. Surg Clin North 56: 1147–1152
2. Cerra FB (1987) Hypermetabolism, organ failure and metabolic support. Surgery 191: 1–5
3. Carrico CJ, Meakins J, Marshall J (1986) Multiple organ failure syndrome. Arch Surg 121: 196–199

Korrespondenz: Univ.-Doz. Dr. K. Lenz, Intensivstation, Klinik für Innere Medizin IV, Währinger Gürtel 18–20, A-1090 Wien, Österreich

Herzkreislaufsystem und Multiorganversagen

M. Hiesmayr[1], H. Steltzer[2], A. Owen[3] und W. Haider[1]

[1] Herzchirurgische Intensivstation und [2] Intensivstation II, [3] Department für Echokardiographie, Klinik für Anästhesie und Allgemeine Intensivmedizin, II. Chirurgische Universitätsklinik, Wien, Österreich

Die jährliche Inzidenz der Sepsis kann mit einem Promille der Gesamtbevölkerung angenommen werden [27]. Eine Progression der Sepsis zum Multiorganversagen (MOF) findet in ca. 50% aller Fälle statt. Mit einer Mortalität von 60–70% stellt dieses Krankheitsbild eine der häufigsten Todesursachen auf Intensivstationen dar.

Das Herzkreislaufsystem (HKS) ist in mehrfacher Weise im Rahmen dieses Krankheitsbildes betroffen. Es wird schon in der Frühphase der Entwicklung zum MOF durch kardiale Dysfunktion und Abfall des peripheren Widerstandes als Zielorgan betroffen. Das HKS stellt den notwendigen Informationsvermittler dar, um eine systemische Antwort auf eine lokalisierte Schädigung auszulösen. Die Maldistribution des Blutflusses bewirkt eine ungenügende Versorgung einzelner Organe mit Sauerstoff und Nährstoffen. Die Behandlung des MOF bzw. Sepsis-Syndroms (SSY) mittels Beatmung oder Volumentherapie setzt das HKS einem unphysiologischen Streß aus.

Die zeitliche Abfolge der klinischen Bilder kann in Form einer Pyramide beschrieben werden [4]. Mehrfach wurde eine vergleichbare Definition von Sepsis, Septischem Syndrom und Septischem Schock vorgeschlagen [5]. Die Sequenz beginnt mit einem zumeist lokalisierten Prozeß z. B. Trauma oder Infektion. Die lokalen Abwehrmaßnahmen insbesonders der Macrophagen und Endothelzellen setzen eine breite Pallette von Mediatoren frei, die bei Übertritt in den Kreislauf die Zeichen einer generalisierten Entzündung auslösen können [4]. Ab diesem Zeitpunkt bilden sich neue Entzündungsherde in den befallenen Organen, wobei die Schädigung des Endothels und die als Abwehrmaßnahme freigesetzten Mediatoren eine entscheidende Rolle spielen [4, 20]. Die Empfindlichkeit einzelner Organe auf die zirkulierenden Mediatoren und die regionale Minderversorgung mit Sauerstoff und Nährstoffen ist unterschiedlich. Damit sind die Vorausetzungen für das MOF geschaffen.

Das Sepsis-Syndrom (SSY) als Vorläufer des MOF ist durch die klinischen Zeichen einer Änderung der Herzfunktion in Form der Tachycardie sowie einer verminderten Organperfusion charakterisiert [5]. Obwohl die Bezeichnung SSY einen kausalen Zusammenhang zur Sepsis nahelegt, führen auch andere Ursachen wie z. B. Trauma, große Operationen oder extracorporaler Kreislauf zum selben Krankheitsbild. Die Veränderungen des HKS sind ähnlich im MOF und SSY und können im Verlauf des Krankheitsbildes immer wieder auftreten, solange aktive Entzündungsherde bestehen. Als solche sind neu auftretende Organversagen ebenfalls zu werten.

Der Septische Schock führt meistens zum passageren Versagen mehrerer Organsysteme. Er wird den distributiven Schockformen zugerechnet [27]. Damit ist die vorwiegend vasculäre Komponente, die sich mit Progression des Krankheitsbildes zeigt, besonders unterstrichen.

Diese Untersuchung soll die einzelnen Elemente der cardiovaskulären Störung und deren Therapie beschreiben und jene Punkte herausstreichen, wo sich derzeit Gesichertes und Unklares gegenüberstehen. Die Elemente Kontraktilität, Relaxation, erreichtes bzw. notwendiges Herzzeitvolumen (HZV) oder aktueller gesprochen Sauerstofftransport werden die zentralen Themen dieses Beitrags sein.

Die kardiale Funktion

Eine adäquate kardiale Funktion ist die Voraussetzung, um das notwendige HZV zu pumpen. Die Herzfunktion kann nur in der Zusammenschau zwischen Kontraktilität, Vor- und Nachlast beurteilt werden. Die Wirksamkeit dieser Elemente setzt einen, den metabolischen Erfordernissen entsprechenden venösen Rückfluß voraus [16].

Das HZV liegt bei septischen Patienten meistens über der Norm. Dabei findet man regelmäßig eine um 50% erhöhte Herzfrequenz bei reduzierter Auswurffraktion (EF). Das Schlagvolumen bleibt durch eine ausgeprägte enddiastolische Vergrößerung des Herzens erhalten. Die Fähigkeit zu dilatieren scheint ein entscheidender Faktor für die Kompensation der eingeschränkten Kontraktilität zu sein [25, 14, 21, 23]. Nicht Überlebende haben in manchen Untersuchungen [25] bei Beginn des SSY noch eine normale EF. Bei diesen Patienten könnte die Störung in einer reduzierten diastolischen Compliance bestehen. Die genaue Bestimmung der Compliance würde die gleichzeitige Bestimmung von Volumina und Drucken in den Ventrikeln erfordern. Diese Messungen sind auf der Intensivstation zumeist nicht durchführbar. Verfügbar sind die Messungen der Volumina mittels Radionucleidventrikulographie, Echokardiographie insbesonders transösophageal [28] oder isoliert für den rechten Ventrikel mittels Thermodilution. Alle Methoden erlauben die Berechnung der EF; die Echocardiographie ermöglicht die zusätzliche Bestimmung der Blutflüsse nach dem Doppler-Prinzip. Anhand des Flusses durch die Mitralklappe können Rückschlüsse über die Füllungseigenschaften des Ventrikels gemacht werden [37]. Dabei müssen gleichzeitige Veränderungen des Füllungsdruckes des linken Vorhofes (ersatzweise Pulmonal-kapillärer Verschlußdruck PCWP) berücksichtigt werden [38]. Diese Faktoren wurden bei Untersuchungen, die eine diastolische Dysfunktion nachwiesen, ebensowenig wie die Herzfrequenz berücksichtigt [18].

Als Ursachen von Störungen der Kontraktilität und myokardialen Compliance werden sowohl verschiedene Mediatoren, wie auch Ischämie und Ödem des Myocardes diskutiert. Als einer der Mediatoren wurden ein über 30. 000 Dalton schweres Molekül – die „myocardial depressant substance" MDS – beschrieben. Allerdings kam es auch bei Patienten ohne Nachweis dieser Substanz zu Funktionseinschränkungen [29], die jedoch im zeitlichen Ablauf weniger dynamisch verliefen. Dieser Mediator ist lediglich einer von verschiedenen nachgewiesenen Substanzen. Die segmentalen und globalen Wandbewegungsstörungen könnten die Folge verminderter Koronarperfusion sein [14]. Allerdings wurde in der Sepsis eher eine Abnahme der Sauerstoffextraktion bei gleichbleibender Laktatextraktion nachgewiesen [8]. In manchen Patientensubgruppen konnte sowohl eine myokardiale Laktatproduktion [11], als auch morphologische Veränderungen, die mit einer microvaskulären Ischämie kompatibel sind [17], nachgewiesen werden. Der funktionelle Tiefpunkt der Myokardfunktion wird meist nach 2–4 Tagen erreicht. Eine gewisse Vorhersage der Prognose kann mit dem Effekt der initialen Therapie nach 24 Stunden [26] ermittelt werden. Als positiv gelten ein Abfall der Herzfrequenz bei gleichzeitigem geringen Abfall des CI und Anstieg des systemischen Widerstandes. Die definitive Erholung der Kontraktilität kann 7–10 Tage dauern [29, 23, 15]. Als Beispiel zeigen die Abb. 1 und 2 die kardiale Erholung bei einem 22jährigen Patienten mit postoperativem MOF, das auch den Einsatz eines partiellen Linksherzersatzes notwendig machte. Es tritt sowohl eine Verbesserung der diastolischen Compliance, als auch der Kontraktilität ein. Eine Diskrepanz besteht darin, daß einerseits eine Zunahme des enddiastolischen Volumens als notwendig erachtet wird [27], andererseits aber in der Gruppe mit erhöhtem MDS und enddiastolischem Volumen (162 vs 118 ml) auch die Mortalität höher war. Die Mortalität aller MDS-positiven war mit 35% [29] höher als bei den MDS-negativen mit 10%. Wir beobachten, daß jene Patienten, bei denen im septischen Schock durch Volumentherapie trotz deutlichem Anstieg der Füllungsdrucke (Linksvorhofdruck bzw PCWP) das linke Herz klein blieb, eine äußerst schlechte Prognose haben.

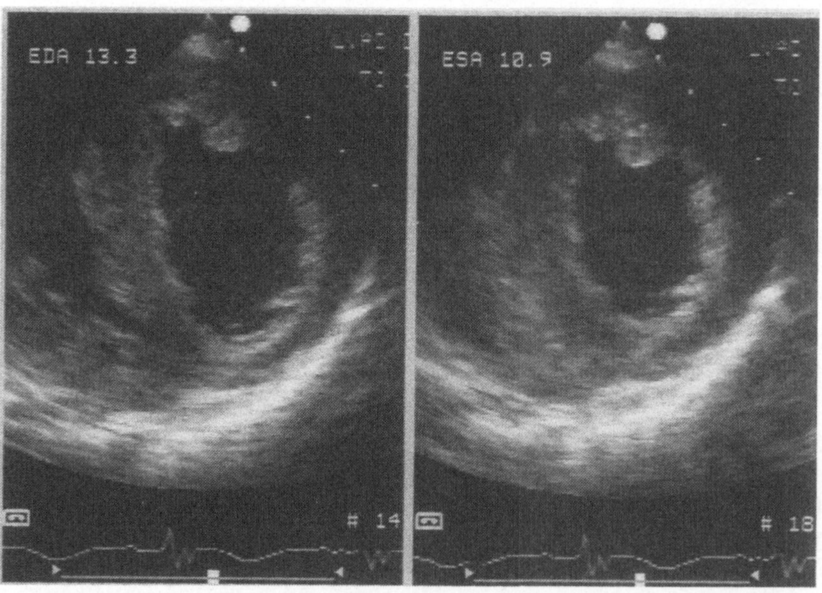

Abb. 1. Querschnitte des linken Ventrikels im TEE in Diastole (enddiastolische Fläche = 13,3 cm^2) und Systole (endsystolische Fläche = 10,9 cm^2) bei einem 22jährigen Patienten im MOF

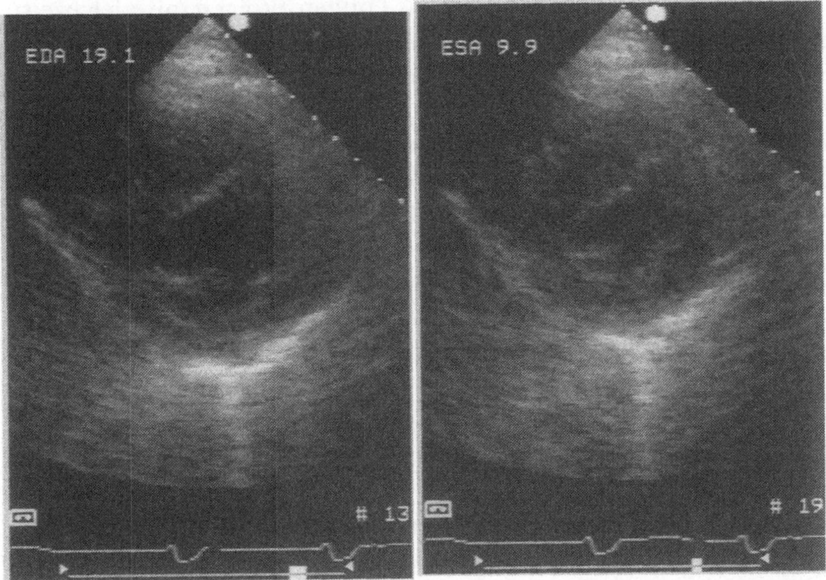

Abb. 2. Querschnitte des linken Ventrikels im TEE in Diastole (enddiastolische Fläche = 19,1 cm^2) und Systole (endsystolische Fläche = 9,9 cm^2) bei einem 22jährigen Patienten nach MOF (10 Tage)

Für die Volumentherapie im septischen Schock wurde der pulmonalkapilläre Druck (PCWP) als Maß der Vorlast des linken Ventrikels verwendet [24] und ein Wert von 12 mm Hg empfohlen. Bei Patienten im septischen Schock gibt es zwei Faktoren, welche die Beurteilung der kardialen Situation erschweren. Einerseits sind die meisten Patienten mit PEEP beatmet, andererseits bestehen die besprochenen Veränderungen der myokardialen Compliance. Damit ist eine Beurteilung der Vorlast mittels Füllungsdrücke (ZVD für den rechten Ventrikel, PCWP für den linken Ventrikel) nicht immer richtig. Die entsprechende Vorlast kann dann nur mittels morphologischer Erfassung der Ventrikeldimensionen erfolgen. Die Beurteilung der Volumina ist notwendig, da mittels der viel leichter verfügbaren Drücke sowohl die Diagnose als auch die Wirkung der Therapie nicht immer abschätzbar sind [8].

Neuerdings werden starre Schemata der Volumentherapie bei Patienten im Lungenversagen kritisch betrachtet und eine Individualisierung gefordert [32, 36].

Mit Progression des MOF ist das Lungenversagen mit gleichzeitiger pulmonaler Hypertension eines der häufigsten Organversagen. Damit wird die Belastung beider Ventrikel unterschiedlich. Während der rechte Ventrikel gegen einen ungewohnt hohen Widerstand arbeiten muß, ist seine Perfusion durch die oft niedrigen systemischen Blutdruckwerte noch mehr gefährdet [34, 35, 12]. Diese Problematik muß meist mit einer Steigerung der Koronarperfusion durch systemische Vasopressoren in Form von Noradrenalin [10] oder Dopamin [30, 31] behandelt werden. Welche Vorgangsweise bei Patienten mit vorbestehenden Durchblutungsstörungen in verschiedenen Gefäßgebieten am meisten Erfolg verspricht, ist vollkommen ungeklärt. Diese Patienten sind sowohl auf Volumenapplikation als auch bei Anwendung von Vasopressoren sehr empfindlich. Die klinischen Zeichen der peripheren Minderversorgung nehmen trotz erhöhten HZVs oft rapide zu.

Die Interventionen zur Optimierung der Herzfunktion haben das Ziel, ein adäquates HZV zu erreichen um damit den Sauerstofftransport (DO_2) sicherzustellen. Den Hintergrund bildet die Hypothese, daß bei septischen oder ARDS-Patienten eine pathologische Beziehung zwischen Sauerstofftransport (DO_2) und Sauerstoffverbrauch (VO_2) besteht [7, 13]. Das würde eine progressive Sauerstoffschuld bedeuten. Allerdings wurde diese Beziehung beim Menschen viel seltener gefunden, wenn diese beiden Größen unabhängig gemessen wurden [1, 40]. Die Strategie einer Erhöhung von DO_2 bis über einen fixierten Zielwert ($600\ ml.min^{-1}.m^2$) war von einer deutlichen Verbesserung der Mortalität ebenso wie der postoperativen Sepsisrate begleitet [33]. Die angegebenen Grenzen für DO_2 von $600\text{–}740\ ml.min^{-1}.m^{-2}$ oder $15\ ml.kg^{-1}$ erfordern bei optimiertem Sauerstoffgehalt des Blutes ($14\ ml\ O_2/100\ ml$ Blut) durch Sauerstoffsättigungen über 95% und Hämoglobinwerte über 10 g/dl einen dauerhaft erhöhten CI von 4–5 l/min/m^2. Diese idealen Werte für den CI sind erstaunlicherweise nur in einem Teil der Publikationen über die Therapie des SSY erreicht und berichtet worden.

Um nicht schematisch vorzugehen, verlangen viele Autoren eine Steuerung der Therapie anhand klinisch relevanter Parameter der Sauerstoffverwertung. Dabei sind zwei Ziele häufig angestrebt worden. Das eine Ziel ist ein Absinken der Laktatspiegel unter Therapie, das andere ist eine Steigerung des DO_2 bis keine weitere Erhöhung des VO_2 mehr festzustellen ist. Bei Vincent [41] war eine pathologische Abhängigkeit von DO_2 und VO_2 bei einer standardisierten Dobutamine-Infusion nur bei erhöhtem Laktat gegeben. Die Reaktion auf Volumen oder PEEP war bei Kruse [19] auch von der Laktatkonzentration abhängig. Bei einem typischen Verfechter dieser Vorgangsweise [39] läßt sich zwar der Anstieg des Laktat bei abfallendem DO_2I ersehen, allerdings ist ein Bezug zum Überleben aufgrund des breiten Überlappens zwischen Überlebenden und Verstorbenen bei erhöhten Laktatspiegeln schwer herzustellen. Ebenso hat Astiz [3] keine Beziehung zwischen DO_2 und Laktat gefunden.

Eine Richtlinie für die Therapie kann lediglich aus der Zusammenschau von mehreren möglichst direkt gemessenen Werten (SvO_2, Laktat, HZV, VO_2 (indirekte Kalorimetrie), pH) erstellt werden. Der Vergleich von Variablen, die aus teilweise mathematisch verknüpften Variablen errechnet werden müssen (z. B. CI/DO_2 oder DO_2/VO_2 [Fick]), ist äußerst kritisch zu beurteilen [40, 2].

Die intensiven Bemühungen das Sauerstoffangebot (DO_2) zu optimieren, können sich erst dann positiv auswirken, wenn die richtige Verteilung des Blutflusses im systemischen Kreislauf gelingt. Beim SSY besteht eine ausgeprägte Maldistribution sowohl zu den einzelnen Organen [20] wie auch innerhalb der Organe. Ob die Schädigung der Organe durch eine vaskuläre Störung oder eine Sauerstoffverwertungsstörung entsteht, ist weitgehend hypothetisch.

Zusammenfassung

Die Veränderungen des HKS im SSY und bei MOF beginnen frühzeitig und äußern sich sowohl in einem peripheren Gefäßversagen mit Verminderung des effektiv zirkulierenden Volumens, wie in einer eingeschränkten kardialen Funktion.

Bei der Behandlung der kardialen Dysfunktion steht die laufende auch morphologische Beurteilung der Vorlast und Auswurffraktion im Vordergrund, um alle Interventionen maximal nutzen zu können, die durch Erhaltung der Compliance und Kontraktilität ein adäquates Sauerstoffangebot gewährleisten können.

Die Verteilung dieses O_2 Angebotes kann bisher nur in engen Grenzen beinflußt werden. Beim Menschen fehlt noch für viele Organe das spezifische Monitoring, insbesonders im Splanchnikusbereich.

Der Einsatz von spezifischen Antagonisten gewisser Mediatoren scheint die gram-negative Sepsis positiv zu beeinflussen [42, 41], wobei die direkten Auswirkungen auf die Störungen des HKS bisher nicht berichtet wurden.

Literatur

1. Annat G, Viale J, Percival C, Froment M, Motin J (1986) Oxygen delivery and uptake in the adult respiratory distress syndrome. Am Rev Resp Dis 133: 999–1001
2. Archie JP (1981) Mathematical coupling of data. A common source of error. Ann Surg 193: 296–303
3. Astiz ME, Rackow EC, Kaufmann B, Falk JL, Weil MH (1988) Relationship of oxygen delivery and mixed venous oxygenation to lactic acidosis in patients with sepsis and acute myocardial infarction. Crit Care Med 16: 655– 658
4. Bone RC (1991) The pathogenesis of sepsis. Ann Intern Med 115: 457–469
5. Bone RC (1991) Sepsis, the sepsis syndrome, multi-organ failure: a plea for comparable definitions. Editorial. Ann Intern Med 114: 332–333
6. Bryan-Brown CW (1988) Blood flow to organs: parameters for function and survival in critical illness. Crit Care Med 16: 170–178
7. Cain SM (1991) Physiological and pathological oxygen supply dependency. In: Guttierrez G, Vincent JL (eds) Update in intensive care and emergency medicine, no.12. Tissue oxygen utilization. Springer, Berlin Heidelberg New York Tokyo
8. Calvin JE, Driedger AA, Sibbald WJ (1981) Does the pulmonary capillary wedge pressure predict left ventricular preload in critically ill patients? Crit Care Med 9: 437–443
9. Cunnion RE, Schaer GL, Parker MM, Natanson C, Parrillo JE (1986) The coronary circulation in human septic shock.Circulation 73: 637–644
10. Desjars P, Pinaud M, Bugnon D, Tasseau F (1989) Norepinephrine therapy has no deleterious renal effects in human septic shock. Crit Care Med 17: 426–429
11. Dhainaut JF, Huygebaert MF, Monsalier JF, et al (1987) Coronary hemodynamics and myocardial metabolism of lactate, free fatty acids, glucose and ketones in patients with septic shock. Circulation 75: 533–541
12. Dhainaut JF Lanore JJ, de Gournay JM, Huyghebaert MF, Brunet F, Villemant D, Monsallier JF (1988) Right ventricular dysfunction in patients with septic shock. Intensive Care Med 14: 488–491
13. Dhainaut JF, Annat G, Armaganidis A (1991) Oxygen supply dependency in septic shock. In: Guttierrez G, Vincent JL (eds) Update in intensive care and emergency medicine, no.12. Tissue oxygen utilization. Springer, Berlin Heidelberg New York Tokyo, pp 215–226
14. Ellrodt AG, Riedinger MS, Kimchi A, Berman DS, Maddahi J, Swan HJC, Murata GH (1985) Left ventricular performance in septic shock: reversible segmental and global abnormalities. Am Heart J 110: 402–409

15. Fisher CJ, Horowitz BZ, Albertson TE (1985) Cardiorespiratory failure in toxic shock syndrome: effect of dobutamine. Crit Care Med 13: 160–165
16. Goldberg HS, Rabson J (1981) Control of cardiac output by systemic vessels: circulatory adjustments to acute and chronic respiratory failure and the effect of therapeutic interventions. Am J Cardiol 47: 696–702
17. Hersch M, Gnidec A, Bersten A, et al (1990) Histologic and ultrastructural changes in non-pulmonary organs during early hyperdynamic sepsis. Surgery 107: 397–410
18. Jafri SM, Lavine S, Field BE, Bahorozian MT, Carlson RW (1990) Left ventricular diastolic function in sepsis. Crit Care Med 18: 709–714
19. Kruse JA, Haupt Mt, Puri VK, Carlson RW (1990) Lactate levels as predictors of the relationship between oxygen delivery and consumption in ARDS. Chest 98: 959–962
20. Lang CH, Bagby GJ, Ferguson JL, Spitzer JJ (1984) Cardiac output and redistribution of organ blood flow in hypermetabolic sepsis. Am J Physiol 246: R331–R337
21. Ognibene FG, Parker MM, Natanson C, Shelmaker JH, Parrillo JE (1988) Depressed left ventricular performance: response to volume infusion in patients with sepsis and septic shock. Chest 93: 903–910
22. Ohlsson K, Björk P, Bergenfeldt M, Hageman R, Thompson RC (1990) Interleukin-1 receptor antagonist reduces mortality from endotoxin shock. Nature 348: 550–552
23. Ozier Y, Guéret P, Jardin F, Farcot JC, Bourdarias P, Margairaz A (1984) Two dimensional echocardiographic demonstration of acute myocardial depression in septic shock. Crit Care Med 12: 596–599
24. Packman MI, Rackow EC (1983) Optimum left heart filling pressure during fluid resuscitation of patients with hypovolemic and septic shock. Crit Care Med 11: 165–169
25. Parker MM, Shelhamer JH, Bacharach SL, Green MV, Natanson C, Frederick TM, Damske BA, Parrillo JE (1984) Profound but reversible myocardial depression in patients with septic shock. Ann Intern Med 100: 483–490
26. Parker MM, Shelmaker JH, Natanson C, Alling DW, Parrillo JE (1987) Serial cardiovascular variables in survivors and nonsurvivors of human septic shock: heart rate as an early predictor of prognosis. Crit Care Med 15: 923–935
27. Parrillo JE (1990) NIH Conference: septic shock in humans. Advances in the understanding of pathogenesis, cardiovascular dysfunction and therapy. Ann Intern Med 113: 227–242
28. Porembka DT, Hoit BD (1991) Transesophageal echocardiography in the intensive care patient. Crit Care Med 19: 826–835
29. Reilly JM, Cunnion RE, Burch-Whitman C, Parker MM, Shelhamer JH, Parrillo JE (1989) A circulating myocardial depressant substance is associated with cardiac dysfunction and peripheral hypoperfusion in patients with septic shock. Chest 95: 1072–1080
30. Schreuder WO, Schneider AJ Groeneveld ABJ, Thijs LG (1988) The influence of catecholamines on right ventricular function in septic shock. Intensive Care Med 14: 492–495
31. Schreuder WO, Schneider AJ Groeneveld ABJ, Thijs LG (1989) Effect of dopamine vs norepinephrine on hemodynamics in septic shock. Chest 95: 1282–1288

32. Schuller D, Mitchell JP, Calandrino FS, Schuster DP (1991) Fluid balance during pulmonary edema: is fluid gain a marker or a cause of poor outcome? Chest 100: 1068–1075
33. Shoemaker WC, Appel PL, Kram HB, Waxman K, Lee TS (1988) Prospective trial of supranormal values of survivors as therapeutic goals in high risk surgical patients. Chest 94: 1176–1186
34. Sibbald WJ, Driedger M (1983) Right ventricular function in acute disease states: pathophysiologic considerations. Crit Care Med 11: 339–345
35. Sibbald WJ (1991) Myocardial oxygen metabolism in the sepsis syndrome. In: Guttierrez G, Vincent JL (eds) Update in intensive care and emergency medicine, no.12. Tissue oxygen utilization. Springer, Berlin Heidelberg New York Tokyo, pp 185–199
36. Sznajder JI, Wood LDH (1991) Editorial: beneficial effects of reducing pulmonary edema in patients with acute hypoxemic respiratory failure. Chest 100: 890–891
37. Thomas JD, Newell JB, Choong CYP, Weyman AE (1991) Physical and physiological determinants of transmitral velocity: numerical analysis. Am J Physiol 260: H1718–H1730
38. Thomas JD, Weyman AE (1991) Echocardiographic doppler evaluation of left ventricular diastolic function: physics and physiology. Circulation 84: 977–990
39. Tuchschmidt J, Oblitas D, Fried JC (1991) Oxygen consumption in sepsis and septic shock. Crit Care Med 19: 664–671
40. Vermeij CG, Feenstra BWA, Bruining HA (1990) Oxygen delivery and oxygen uptake in postoperative and septic patients. Chest 98:415–420
41. Vincent JL, Roman A, DeBacker D (1990) Oxygen uptake/supply dependency. Effects of short-term dobutamin infusion. Am Rev Respir Dis 142: 2–7
42. Ziegler JE, et al (1991) Treatment of gram-nagative bacteremia and septic shock with HA-1A human monoclonal antibody against endotoxin – a randomized, double-blind placebo controlled trial. N Engl J Med 324: 429–436

Korrespondenz: Dr. M. Hiesmayr, Herzchirurgische Intensivstation, Klinik für Anästhesie und Allgemeine Intensivmedizin, Spitalgasse 23, A-1090 Wien, Österreich

Multiorganversagen: Lungenfunktion

H. Burchardi

Zentrum Anaesthesiologie, Rettungs- und Intensivmedizin, Universität Göttingen,
Bundesrepublik Deutschland

Atemmechanik

Spirometrie

Die kontinuierliche Überwachung des Atemwegsdrucks (P_{aw}), der
Beatmungsvolumina (Hubvolumen, Minutenvolumen) und ggfls. des
Atemzeitverhältnisses gehören heute zum selbstverständlichen Moni-
toring unter apparativer Beatmung. Sie dient zur Respiratoreinstel-
lung, zur Überwachung der Gerätefunktion und zur fortlaufenden
Kontrolle des Krankheits- und Behandlungsverlaufs.

Eine einfache, aber aufschlußreiche Quantifizierung der Intensität
der Beatmung ergibt der sog. „PIF-Wert“: die Multiplikation verschiedener Respirator-Vorgaben (PEEP $\times$ I : E-Ratio $\times$ F_IO_2) [14].

Wichtig ist die Höhe des maximalen Atemwegsdrucks ($P_{aw,\,max}$):
- Bei zu hohem $P_{aw,\,max}$ droht Gefahr des Barotraumas.
- Eine überproportionale Steigerung des $P_{aw,\,max}$ bei Erhöhung des
  Hubvolumens bzw. des externen PEEP weist auf Überdehnung der
  Lungen hin. Dann muß das Hubvolumen reduziert werden (ggfls.
  unter Inkaufnahme einer Hypoventilation („permissive Hypoven-
  tilation“).

Der Informationgehalt einer analogen Darstellung der Meßwerte auf
einem Bildschirm ist erfahrungsgemäß wesentlich größer als bei ein-
fachen Zahlenangaben: Das Ausmaß an (erwünschter oder unerwünsch-

ter) Eigenatmung ist gut aus der Atemwegsdruck- und der Volumenkurve zu erfassen.

Hinweise auf einen intrinsic PEEP (PEEPi) sind zu beachten:
- Ein endexspiratorischer Restflow deutet auf einen PEEPi.
- Bei restriktiven Lungenfunktionveränderungen (insbesondere beim ARDS) wird durch Verkürzung der Exspirationszeit („Inversed Ratio Ventilation" IRV) ein PEEPi bewußt zur Verbesserung des Gasaustausches eingesetzt [1].
- Bei obstruktiven Lungenfunktionveränderungen (z. B. COPD) sollte dagegen eine Zunahme des meist vorhandenen PEEPi unbedingt verhindert werden.

Compliance

Die Dehnbarkeit (Compliance) des Lungen-Thorax-Systems ist in der Überwachung des akuten Lungenversagens eine wichtige Kenngröße.

In der Regel wird die sog. *effektive Compliance* (C_{eff}) bestimmt, die aus dem Hubvolumen (V_T) und der Druckdifferenz zwischen externem PEEP und dem end-inspiratorischen Druckplateau ermittelt wird, also aus Größen, die unter kontrollierter Beatmung am Respirator ohnehin vorliegen oder gar automatisch errechnet werden [4, 5]. Diese einfache, dynamische Compliance erfüllt zwar nicht statische Bedingungen, da der erforderliche Strömungsstillstand zu kurz ist oder gar nicht eintritt, für die klinische Verlaufsüberwachung reicht sie jedoch aus.

Für die Berechnung der effektiven Compliance muß selbstverständlich ein bestehender externer PEEP bei der Druckdifferenz berücksichtigt werden. Eigentlich wäre sogar von einem eventuell vorliegenden „intrinsic PEEP" auszugehen, der jedoch nicht direkt ablesbar ist und daher meist übersehen wird.

Dabei ist der *intrinsic PEEP* unter kontrollierter Beatmung bestimmbar: Wird der Tubus exakt am Ende der Exspiration okkludiert, so stellt sich der Druck in den Atemwegen (nicht am Respirator!) auf einen Wert ein, der dem mittleren intrinsic PEEP entspricht [18].

Um wirklich eindeutige Aussagen über die Gewebeveränderungen machen zu können, sollte jedoch die Compliance unter statischen Bedingungen (d. h. bei völligem Strömungsstillstand) gemessen werden. Dazu ist eine Atemwegsokklusion von etwa 4–6 Sekunden nötig. Diese *statische Compliance* und die Auswertung von statischen Druck-

Volumen-Diagrammen bieten korrektere Entscheidungshilfen zur Beatmungstherapie und diagnostische Möglichkeiten zur Verlaufskontrolle.

Wird die Druck/Volumen-Relation auf verschiedenen Volumen-Niveaus bestimmt, so läßt sich ein *statisches Druck-Volumen-Diagramm* erstellen. Aus dem Verlauf dieser Compliance-Kennlinie können weitere Details abgeleitet werden:

- Die maximalen Steigung ergibt die maximale statische Compliance.
- Ein flacherer oberer Kurvenanteil weist auf die Grenze der Dehnbarkeit hin.
- Bei wirksamem PEEPi ist der Fußpunkt der P/V-Kurve in Richtung höherer Drucke verschoben.
- Ein flacherer unterer Kurvenanteil (sog. „inflection point") läßt eine Wiedereröffnung von Alveolen („recruitment") zu Beginn der Inspiration vermuten, gibt also Hinweise auf zyklische Atemwegsverschlüsse (sog. „airway closure").

Bei Abweichungen zwischen der inspiratorischen und der exspiratorischen Druck/Volumen-Kurve bildet sich eine Fläche zwischen beiden Kurven (sog. „Hysterese"), die Anlaß zu verschiedenen diagnostischen Deutungen gab. Nach unseren Untersuchungen ist sie jedoch ein Artefakt: Wird der Einfluß des während der Messung fortbestehenden pulmonalen Gasaustausches (O_2-Aufnahme, CO_2-Abgabe [10, 22]) vermieden („Einzelschritt-Verfahren"), so läßt sich auch bei schwerstveränderten Lungen keine Hysterese nachweisen [22].

Die Messung der Compliance unter statischen Bedingungen ist nur bei vollständiger Muskelrelaxation (oder zumindest tiefer Sedierung) sinnvoll. Insofern wird dieser Parameter nur bei Patienten mit schwerer Ateminsuffizienz gemessen.

Insbesondere in den letzten Jahren hat die statische Compliance [19] in der Intensivmedizin praktische Bedeutung erlangt. So setzt z. B. die Gruppe um Gattinoni [11] die statische Compliance als wichtiges Entscheidungskriterium in der Behandlung des schweren Lungenversagens ein.

Verschiedene Verfahren sind für die Messung empfohlen worden:
- Schrittweise Inflation und Deflation mit einer 1-L-Spritze [2]
- Inflation und Deflation mit niedrigem Flow [15].
- Intermittierende Okklusion in In- und Exspiration [22].

Resistance

Die Messung der Resistance ist in der Intensivmedizin nicht verbreitet. Beim akuten Lungenversagen im Rahmen des MOF wird im Wesentlichen die Compliance verändert; allerdings sind auch beim ARDS Anstiege der Resistance beobachtet worden. Da jedoch die Messungen stets nur bei kontrollierter Beatmung (meist sogar unter Muskelrelaxation) durchgeführt werden können, bleibt die Anwendung insgesamt begrenzt.

Lungenvolumen (FRC)

Die *funktionelle Residualkapazität (FRC)* ist das Luftvolumen, das am Ende der aktuellen Exspiration (also ggfls. bis zum PEEP-Niveau) in der Lunge verbleibt. Es ist damit das Lungenvolumen, in dem die Gasdurchmischung stattfinden kann. Sie ist eine der Basisgrößen für die ventilatorische Funktion der Lunge ebenso wie für die Beatmung. Beim akuten Atemversagen ist sie oftmals erniedrigt (z. B. durch Atelektasenbildung). Da allerdings nie Ausgangswerte vorliegen, hat diese Kenngröße (wenn überhaupt) nur Bedeutung für die Verlaufskontrolle.

Die FRC kann grundsätzlich mit zwei verschiedenen Methoden gemessen werden: Die Gasmischmethode [21] und das Auswaschverfahren [8].

Atemarbeit

Der Begriff „Atemarbeit" kann unter verschiedenen Gesichtspunkten betrachtet werden und gewinnt dann unterschiedliche Bedeutung:
1. als mechanische Arbeit der respiratorischen Pumpe, d. h. eines mechanischen Systems mit elastischen und flow-resistiven Eigenschaften („mechanische Atemarbeit")
2. als respiratorischer Anteil am Gesamtenergieverbrauch („oxygen cost of breathing")

Dabei kann der unter 2. aufgeführte, tatsächliche energetische Aufwand der Atemmuskulatur wesentlich höher sein als die extern meßbare mechanische Atemarbeit (z. B. durch isometrische Arbeit) [16].

Unter normalen Bedingungen wird nur die inspiratorische Atemarbeit berechnet, da angenommen wird, daß die Exspiration passiv erfolgt.

Diese Annahme ist jedoch unter pathologischen Bedingungen (z. B. bei exspiratorisch wirksamer Obstruktion, bei forcierter Exspiration oder auch bei CPAP/PEEP) sehr wahrscheinlich nicht mehr gültig.

Es gibt nur wenige klinische Studien, die sich im Bereich der Intensivmedizin konkret mit Messungen der Atemarbeit befassen [17]. Dies mag an den meßtechnischen Problemen liegen; wesentlicher ist jedoch, daß selten klinische Konsequenzen aus den Meßergebnissen abgeleitet werden können. Unter kontrollierter Beatmung wird die Atemarbeit vom Respirator geleistet. Bei assistierenden Mischformen (z. B. IMV, ASB) oder CPAP-Atmung am Respirator kann allerdings die zusätzliche Atemarbeit durch das Demandventil bedeutsam werden. Bei allen assistierenden Beatmungsformen ist es schwierig, den vom Patienten geleisteten Anteil an der Gesamt-Atemarbeit abzuschätzen [6]. So sind die Messungen der Atemarbeit vorerst hauptsächlich von wissenschaftlichem Interesse. Die Grunderkenntnisse daraus sind jedoch von erheblicher klinischer Relevanz und haben Eingang in die klinische Respiratortherapie gefunden (z. B. beim „Weaning").

Gasaustausch

Kapnometrie

Die kontinuierliche Überwachung der exspiratorischen CO_2-Konzentration ist eine nicht-invasive Methode zur Kontrolle der Atemtätigkeit, insbesondere bei beatmeten Patienten. Es ist allerdings zu berücksichtigen, daß drei Basis-Funktionen in den Meßwert eingehen:

- der Metabolismus, durch den das CO_2 im Organismus produziert wird,
- die Blutzirkulation, die das CO_2 in die Lunge transportiert,
- die Atmung, die das CO_2 aus der Lunge ventiliert.

Die exspiratorische CO_2-Konzentration (F_ECO_2) ist daher in der Regel nur ein Schätzmaß für die alveoläre Ventilation und erlaubt damit zwar Rückschlüsse auf den arteriellen pCO_2. Doch auch bei vermindertere Perfusion (z. B. im Schock) ist die CO_2-Elimination reduziert. Insofern ist die Kopplung zwischen exspiratorischer CO_2-Konzentration und arteriellem pCO_2, wie sie oft durch die Geräteskala aufgedrängt wird, irreführend und ggfls. gefährlich.

Pulsoxymetrie

Die Pulsoxymetrie beruht auf der unterschiedlichen Lichtabsorption von Oxyhämoglobin und reduziertem Hämoglobin. Dabei wird die arterielle Oxyhämoglobin-Konzentration mit Hilfe der arteriellen Pulsationen identifiziert und so von der venösen Konzentration unterschieden [13]. Aufgrund der S-Form der O_2-Dissoziationskurve ist Sensibilität der Messung am besten bei hypoxämische Situationen; dadurch wird die Puls-Oxymetrie zu einem vorzüglichen Warnsystem zwischen den intermittierenden Blutgasanalysen: z. B. bei der Entwöhnung vom Respirator, bei der Überwachung der Einflüsse der Pflege auf den pulmonalen Gasaustausch (Physiotherapie, Bronchialtoilette, Lagerung), in der kritischen Phase nach der Extubation, bei der Überwachung von Patienten mit Schlafapnoe.

Voraussetzung für eine verläßliche Puls-Oxymetrie ist allerdings, daß Fehlerquellen ausgeschlossen werden; die wichtigsten sind: Mangelhafte periphere Perfusion, niedrige Pulsamplitude, Bewegungsartefakte.

Blutgasanalyse

Bei der Beurteilung der arteriellen Blutgasanalyse muß die O_2-Konzentration im Beatmungsgemisch (F_lO_2) berücksichtigt werden. Da die Höhe der alveolo-arteriellen O_2-Partialdruckdifferenz ($AaDO_2$) von der F_lO_2 abhängt und somit nicht immer auf den ersten Blick korrekt zu beurteilen ist, hat sich die Errechnung von $AaDO_2$-Quotienten (PaO_2/PAO_2, PaO_2/F_lO_2 oder $AaDO_2/PAO_2$) bewährt [3, 12].

Demgegenüber gibt die Errechnung der intrapulmonalen Shuntdurchblutung (Q_s/Q_t) meist wenig zusätzliche Information, zumal sie unter höherer O_2-Konzentration ($F_lO_2 = 0{,}6$ bis $1{,}0$) bestimmt werden muß, die Entnahme von gemischtvenösem Blut erforderlich macht und darüberhinaus hohe Anforderungen an die Meßgenauigkeit von O_2-Gehalt bzw. Hämoglobingehalt und O_2-Sättigung stellt.

Störungen der Ventilations/Perfusions-Verteilung spielen bei akuten Lungenversagen eine wichtige Rolle. Sie sind zusammen mit dem intrapulmonalen Shunt die Ursache der Oxygenierungstörung. Für das allgemeine Verständnis der Pathophysiologie des Gasaustausches im ARDS ist das herkömmliche „Riley-Modell" der 3 Kompartimente völlig ausreichend. Dabei werden die Störungen des pulmonales Gasaustausches vereinfachend anhand der beiden Extremzustände definiert, also als reinen intrapulmonalen Shunt ($V_A/Q = 0$) und als Totraumventilation ($V_A/Q = \infty$).

Eine genaue Analyse der V_A/Q-Inhomogenitäten erfordert den Einsatz komplexer und zeitaufwendiger Verfahren wie die *6-Inertgas-Technik (MIGET)* [23]. Diese sind für die klinische Routine nicht geeignet; sie haben allerdings unsere Einsicht in die Pathomechanismen bereichert.

Messung der gemischt-venösen O_2-Sättigung

Die Bestimmung der Blutgase und der O_2-Sättigung des gemischt-venösen Bluts über einen Swan-Ganz-Katheter ergibt weitere Zusatzinformationen: Die Messung dient als Grundlage für die korrekte Bestimmung des intrapulmonalen Shunts und zur Berechnung des O_2-Verbrauchs über das inverse Fick'sche Prinzip. Seit kurzem steht auch die direkte kontinuierliche Messung der gemischt-venösen O_2-Sättigung für die Klinik zur Verfügung [9]: Die Messung erfolgt spektrophotometrisch durch Lichtreflexion über einen fiberoptischen Kanal eines speziellen Pulmonalis-Katheters. Die Methode ist grundsätzlich recht genau, kann aber unter Umständen durch verschiedene Fehlereinflüsse verfälscht werden: Änderung des Hämatokrit und der Blutviskosität, Blutströmungsgeschwindigkeit, Abstand der Katheterspitze von der Gefäßwand. Nach einer Basiskalibration vor Einführung des Katheters sollten die Meßwerte daher (zumindest alle 24 Std.) mit wiederholten gemischt-venösen Blutgasanalysen abgestimmt werden.

Die gemischt-venöse O_2-Sättigung (S_vO_2) hängt ab von der arteriovenösen Sauerstoffextraktion der Gewebe und damit vom Herzminutenvolumen (HZV). Bei der Interpretation von S_vO_2-Veränderungen muß daher das HZV mit berücksichtigt werden. Unter normalen Bedingungen liegt S_vO_2 bei etwa 75%, bei Intensivpatienten kann ein S_vO_2 von 70% auch noch als normal angesehen werden. Niedrigere Werte können sowohl durch arterielle Hypoxämie (also respiratorische Störungen) als auch durch erniedrigtes HZV (also durch kardiozirkulatorische Störungen, z. B. Herzinsuffizienz) zustande kommen. Bei Sepsis kann durch Steigerung des HZV (durch Flüssigkeitszufuhr oder Katecholamine) die Abhängigkeit der O_2-Aufnahme vom O_2-Verbrauch geprüft werden.

Ein wesentlicher Vorteil der kontinuierlichen Messung ist die rasche Kontrolle bei Änderung der Therapiemaßnahmen, die ein schnelles „Feed back" ermöglicht.

Totraumanteil (V_D/V_T)

Der Anteil des sog. physiologischen Totraums (d. h. des nicht am Gasaustausch teilnehmenden Alveolaranteils) wird nach der von Enghoff modifizierten Bohr'schen Gleichung bestimmt. Hierfür wird der arterielle und der gemischt-exspiratorische CO_2-Partialdruck benötigt; letzterer muß aus der *gesammelten* Exspirationsluft bestimmt werden. Für korrekte Messungen ist dafür eine exakte Trennung von In- und Exspirationsgemisch wichtig. Unter Beatmungsbedingungen können durch Gaskompression und Luftverschiebung hierbei erhebliche Fehler entstehen [20].

Diagnostische Bedeutung könnte die Messung der Totraumventilation in der Spätphase des Akuten Lungenversagens bekommen, wenn die alveoläre Ventilation selbst durch hohe Minutenvolumina nicht mehr zu erreichen ist. Hier wäre dann die bewußte Reduktion der Ventilation („permissive hypoventilation") angezeigt. Trotz ihres geringen Aufwandes wird die Bestimmung der Totraumventilation in der Klinik kaum angewandt.

Spezielle Verfahren

Messung des pulmonal-arteriellen Drucks und des HZV

Im akuten Lungenversagen, insbesondere im Rahmen von Sepsis und Multiorganversagen, gibt die Messung des pulmonal-arteriellen Drucks (incl. des pulmonal-kapillären Verschlußdrucks, PCWP) und des Herzzeitvolumens wichtige Hinweise auf die Herz/Kreislauf-Situation und damit auch auf die Perfusionsbedingungen für die Lunge. Eine bestehende pulmonal-arterielle Hypertonie kann erkannt und kontrolliert behandelt werden. Allerdings sind die gemessenen Füllungsdrukke unter Beatmung (insbesondere mit PEEP) oft schwer zu interpretieren und geben nicht selten falsch zu hohe Werte. Angesichts der Invasivität muß Risiko und Nutzen der Pulmonalisdruck-Messung sorgfältig abgewogen werden.

Messung des extravaskulären Lungenwassers

Der Wassergehalt der Lungen, also das extravaskuläre Lungenwasser (EVLW), kann intravital *indirekt* durch Auskultation, Röntgenaufnahme, Lungenmechanik, Blutgasanalyse oder Impedanz nur sehr ungenau abgeschätzt werden.

Mit der invasiven *Doppelindikatormethode* läßt es sich dagegen relativ zuverlässig *direkt* bestimmen [7]. Da bereits eine Zunahme des EVLW um 20% nachweisbar ist, liegt der Vorteil des Verfahrens in der Frühdiagnostik eines beginnenden interstitiellen Lungenödems, bei dem es u. U. noch nicht zu einer klinisch auffälligen Gasaustauschstörung gekommen ist. Ein gewichtiger Nachteil für den Routineeinsatz bei den Frühdiagnostik ist allerdings die Invasivität der Methode. Daher hat sie sich bislang nicht durchsetzen können und es muß bezweifelt werden, ob das Verfahren über einen gelegentlichen Einsatz bei wissenschaftlichen Fragestellungen hinauskommt.

Die Schätzung des Lungenwassers durch *Impedanzverfahren* ist zwar nicht invasiv, ergibt jedoch im Einzelfall eindeutig weniger zuverlässige Ergebnisse.

Praktische Schlußfolgerung

Die Grundlagen der klinischen Überwachung der Atemfunktion im akuten Lungenversagen sind:

- regelmäßige, häufig wiederholte klinische Untersuchungen,
- kontinuierliches Routinemonitoring (am Respirator sowie am Patientenmonitor),
- regelmäßige und kontrollierende arterielle (ggfs. zentralvenöse) Blutgasanalysen.

Ferner wünschenswert sind:

- kontinuierliche Pulsoxymetrie, ggfls. Kapnometrie,
- weiterverarbeitende Spirometrie: analoge Druck- und Volumenkurven, P/V-Diagramme, statische Compliance.

Spezielles Monitoring für besondere Fragestellungen (zur Zeit vorwiegend von wissenschaftlichem Interesse): Differenzierung des Gasaustausches, VD/VT, FRC.

In schweren Multiorganversagen ist, insbesondere für die Kontrolle der Behandlungsmaßnahmen, oft ein spezielleres Herz-Kreislauf-Monitoring mit Überwachung des pulmonal-arteriellen Drucks (incl. Wedge-Druck) und des Herzeitvolumens indiziert. Die Messung des extravaskulären Lungenwassers spielt (insbesondere wegen seiner Invasivität) für die klinische Routine keine entscheidende Rolle.

Eine Bereicherung ist die kontinuierliche Überwachung des gemischt-venösen O_2-Sättigung, mit der die Zusammenhänge zwischen Herz-Kreislauf- und Lungenfunktion besser erfaßt werden können.

Literatur

1. Baum M, Benzer H, Geyer A, Kundi M, Pauser G, Tonczar L (1980) Inversed Ratio Ventilation (IRV): Die Rolle des Atemzeitverhältnisses in der Beatmung beim ARDS. Anaesthesist 29: 592–596
2. Benito S, Lemaire F, Mankikian B, Harf A (1985) Total respiratory compliance as a function of lung volume in patients with mechanical ventilation. Intensive Care Med 11: 76–79
3. Benzer H, Haider W, Mutz N, Geyer A, Goldschmied W, Pauser G, Baum M (1979) Der alveolo-arterielle Sauerstoffquotient = „Quotient" = (PAO$_2$ – PaO$_2$)/ PAO$_2$. Anaesthesist 28: 533–539
4. Brunner JX, Wolff G (1988) Pulmonary function indices in critical care patients. Springer, Berlin Heidelberg New York Tokyo
5. Burchardi H (1991) Lungenmechanik und Atemarbeit. In: Versprille A (Hrsg) Monitoring: Konzepte und klinische Realisation. Springer, Berlin Heidelberg New York Tokyo
6. Chapman FW, Dziuban SW, Newell JC (1989) Patient-ventilator partitioning of the work of breathing during weaning. Ann Biomed Engineering 17: 279–287
7. Chinard F (1975) Estimation of extravascular lung water by indicator dilution techniques. Circ Res 37: 137–145
8. East TD, Wortelboer PJM, Van Ark E, Bloehm FH, Peng, L, Pace NL, Crapo RO, Drews D, Clemmer TP (1990) Automated sulfur hexafluoride washout functional residual capacity measurement system for any mode of mechanical ventilation as well as spontaneous respiration. Crit Care Med 18: 8491
9. Fahey PJ, Harris K, Vanderwarf C (1984) Clinical experience with continuous monitoring of mixed venous oxygen satutation in respiratory failure. Chest 86: 748–752
10. Gattinoni L, Mascheroni D, Basilico E, Foti G, Pesenti A, Avalli L (1987) Volume/ pressure curve of total respiratory system in paralysed patients: artefacts and correction factors. Intensive Care Med 13: 19–25
11. Gattinoni L, Pesenti A, Mascheroni D, Marcolin R, Iapichino G, Langer M, Agostoni A, Kolobow T, Melrose D, Damia G (1984) The role of total static compliance in the management of severe ARDS unresponsive to conventional treatment. Intensive Care Med 10: 121–126

12. Hess M, Maxwell C (1985) Which is the best index of oxygenation – $P(A-a)O_2$, PaO_2/PAO_2, or PaO_2/F_lO_2. Respir Care 30: 961–965

13. Kidd JF (1988) Pulse oximeters: basic theory and operation. Crit Care III 4: 10–15

14. Koller W, Benzer H, Pauser G (1983) Ein Modell zur einheitlichen Behandlung und Therapieauswertung beim schweren ARDS. Anaesthesist 32: 576–581

15. Mankikian B, Lemaire F, Benito S, Brun-Buisson C, Harf A, Maillot JP, Becker J (1983) A new device for measurement of pulmonary pressure-volume curves in patients on mechanical ventilation. Crit Care Med 11: 897–901

16. Marini JJ (1991) Assessment of the breathing workload during mechanical ventilation. In: Benito S, Net A (eds) Pulmonary function in mechanically ventilated patients. Update in intensive care and emergency medicine, vol 13. Springer, Berlin Heidelberg New York Tokyo, pp 62–80

17. Marini JJ, Rodriguez M, Lamb V (1986) The inspiratory work of patient-initiated mechanical ventilation. Am Rev Respir Dis 134: 902–909

18. Pepe PE, Marini JJ (1982) Occult positive end-expiratory pressure in mechanically ventilated patients with airflow obstruction. Am Rev Resp Dis 126: 166–170

19. Rossi A, Gottfried B, Zocchi L, Higgs BD, Lennox S, Calverley PMA, Begin P, Grassino A, Milic-Emili J (1985) Measurement of static compliance of the total respiratory system in patients with acute respiratory failure during mechanical ventilation. Am Rev Respir Dis 131: 672–677

20. Stokke T, Burchardi H (1982) Einfache, exakte Trennung von In- und Exspirationsgas während maschineller Beatmung. Anaesthesist 31: 293–294

21. Stokke T, Hensel I, Burchardi H (1981) Eine einfache Methode für die Bestimmung der funktionellen Residualkapazität während der Beatmung. Anaesthesist 30: 124–130

22. Sydow M, Burchardi H, Zinserling J, Ische H, Crozier TA, Weyland W (1991) Improved determinations of static compliance by automated single volume steps in ventilated patients. Intensive Care Med 17: 108–114

23. Wagner PD, Saltzman HA, West JB (1974) Measurements of continuous distributions of ventilation-perfusion ratios: theory. J Appl Physiol 36: 588–589

Korrespondenz: Prof. Dr. H. Burchardi, Zentrum Anaesthesiologie, Rettungs- und Intensivmedizin, Universität Göttingen, Robert-Koch-Straße 40, D-W-3400 Göttingen, Bundesrepublik Deutschland

Das hämatopoetische System im Rahmen des Multiorganversagens

P. Kier[1], E. Kabrna[1], K. Geissler[1], G. Grimm[2], B. Schneeweiß[2],
K. Ratheiser[2], A. Laggner[3], W. Druml[4], I. Schwarzinger[1], S. Eichinger[1],
Ch. Wiltschke[1], M. Frass[1], Ch. Leithner[1], K. Lechner[1] und K. Lenz[2]

[1] Universitätsklinik für Innere Medizin I, [2] Universitätsklinik für Innere Medizin IV,
[3] Abteilung für Notfallmedizin, [4] Universitätsklinik für Innere Medizin III,
Universität Wien, Österreich

Einleitung

Das Multiorganversagen (MOV) wird durch verschieden starke Schädigung mehrerer Organe im Rahmen eines Schockgeschehens, welches unterschiedlicher Genese sein kann, ausgelöst. Bei vielen Intensivpatienten und vor allem bei denen mit MOV fällt eine Thrombopenie und eine Anämie auf. Auf der anderen Seite besteht häufig eine Leukozytose. Obwohl diese Befunde oft durch Verbrauchskoagulopathie, Blutung oder Sepsis erklärt werden können, stellt sich die Frage, ob bei einigen dieser Patienten die Thrombopenie bzw. Anämie durch eine Erschöpfung der Knochenmarkreserven im Sinne eines Knochenmarkversagens im Rahmen des MOV zu erklären sein könnte.

Stammzellen

Die Grundlage aller Blutzellbildung ist ein Kompartiment pluripotenter und determinierter hämatopoetischer Stammzellen, deren Erscheinungsbild dem reifer lymphatischer Zellen gleicht. Stammzellen sind sowohl im Knochenmark, als auch im peripheren Blut nachweisbar, die Konzentration ist jedoch im Knochenmark etwa 40mal höher. Durch mehrere Zellteilungen und Differenzierungsschritte werden aus ihnen die reifen Zellen der Granulopoese, Erythropoese und der Thrombopoese gebildet. Gleichzeitig kommt es aber auch zu einer Selbsterneuerung der Stammzellen, um einer Erschöpfung des Stammzellpools entgegenzuwirken. Die unreifsten durch die in vitro Kultur bereits nachweisbaren Stammzellen sind die gemischt erythro- und myelomonozytär determinierten CFU-GEMM bzw. CFU-mix (= multipotente Stammzellen). Die Stammzellen der nächsten Reifungsebene sind einerseits die myeloisch determinierten CFU-GM, andererseits die erythropoetischen BFU-E [15].

Fragestellung

Im Rahmen eines Multiorganversagens kommt es zur Erschöpfung und Minderfunktion verschiedener Organsysteme. Die Patienten sind oft anämisch und thrombozytopenisch. Obwohl dies meistens durch die Grunderkrankung erklärbar ist (DIC, Blutung), könnte auch eine direkte Mitbeteiligung des Knochenmarks am Multiorganversagen im Sinne eines Knochenmarkversagens dafür verantwortlich sein. Das Ziel der im folgenden gezeigten Studie ist es, zu klären, ob das hämatopoetische System ein Zielorgan des MOVs ist.

Patienten

Alle Patienten, welche an unserer Intensivstation wegen eines MOV aufgenommen waren, wurden konsekutiv untersucht. Patienten unter immunsuppressiver Therapie oder mit hämatologischer Grunderkrankung wurden von der Studie ausgeschlossen. Derzeit können 9 Patienten ausgewertet werden (Tabelle 1).
Bei allen Patienten bestand eine beatmungspflichtige respiratorische Insuffizienz, eine Sepsis und ein Nierenversagen (Kreatinin-Clearance < 30 ml/min). Alle Patienten waren hämodynamisch instabil und katecholaminpflichtig. 6/9 Patienten hatten zusätzlich ein Leberversagen, bei 5/9 bestand eine Blutung, bei 2/9 eine Hämolyse und bei 5/9 eine Verbrauchskoagulopathie.

Tabelle 1. Datenblatt der 9 Patienten mit MOV

Pat.Nr.	1	2	3	4	5	6	7	8	9
Leuko/μl	12.000	14.040	48.000	40.000	16.300	3.300	60.100	13.600	7.200
Hb (mg/dl)	6,8	10,9	9,6	9,5	9,7	9,2	8,3	10,2	11,3
Thrombo/μl	25.000	452.000	72.000	383.000	87.000	19.000	75.000	178.000	45.000
Retikulozyten in Promille	25	29	21	34	37	1	36	28	24
Stammzellen Mark									
CFU-GEMM/100.000 KM-Zellen	0	2	3		3	5	6	3	0
CFU-GM/100.000 KM-Zellen	290	442	283		270	186	108	120	70
BFU-E/100.000 KM-Zellen	254	322	170		261	154	56	140	42
Stammzellen Blut									
CFU-GEMM/ml	0	13	586	63	0	14	408	33	14
CFU-GM/ml	779	287	17.654	1.141	236	186	5.098	396	71
BFU-E/ml	0	469	12.247	1.522	864	404	7.001	586	99
Grundkrankheit	Leber-koma	Myasthenia gravis	HELLP-Syndrom	Leber-granulome	Leber-koma	Leber-koma	M. Wilson	Leber-zirrhose	Pleura-empyem
	Alle Patienten waren respiratorisch insuffizient, hatten ein akutes Nierenversagen, waren septisch und katecholaminpflichtig!								
Weitere Komplikationen	GI-Blutung DIC		Hämolyse Blutung Leber-versagen	GI-Blutung	GI-Blutung DIC	GI-Blutung DIC	Hämolyse DIC Leber-versagen		DIC

Methodik

Folgende Parameter wurden bei allen Patienten erhoben und ausgewertet:
Blutbild, Differenzialblutbild, Retikulozyten, Gerinnungsparameter, Leber- und
Nierenparameter, Knochenmarksmorphologie, Stammzellen aus dem Knochen-
mark und Stammzellen aus dem Blut.
Die Menge der Stammzellen in Knochenmark und Blut wurde indirekt in der in vitro
Kultur bestimmt. Eine definierte Menge einer mononukleären Zellfraktion (= MNC)
der Probe wurde mit semisolidem Medium in Petrischälchen vergossen und durch
hämatopoetisch wirksame Substanzen stimuliert. Nach 14tägiger Inkubation im
Brutschrank wurden im Umkehrmikroskop die Aggregate aus reifen Blutzellen
(= Kolonien), deren Zahl der Anzahl der Progenitorzellen (= Stammzellen) zum
Zeitpunkt des Kulturansatzes entspricht, gezählt [11]. Die Anzahl der Stammzellko-
lonien im Knochenmark wurden pro 10^5 MNC, die Stammzellzahl im Blut pro ml
angegeben. Als Kontrollgruppe zur Ermittlung der Normalwerte für periphere und
Knochenmark-Stammzellen wurde das Knochenmark von 20 Normalpersonen und
peripheres Blut von 30 Normalpersonen untersucht.

Ergebnisse

Bei 7/9 Patienten bestand eine Leukozytose (Medianer Leukozytenwert
14.040/µl, Bereich 3.300/µl–60.000/µl). Als Zeichen der Linksver-
schiebung fanden sich bei 7/9 Patienten myeloische Vorstufen im
Differnzialblutbild. Die Thrombozyten waren bei 6/9 Patienten unter
100.000/µl vermindert, der Median betrug 75.000/µl. Alle Patienten
waren anämisch (Hb zwischen 6,8 mg% und 11,3 mg%, Median
9,6 mg%). Als Zeichen einer gesteigerten Erythropoese waren die
Retikulozyten im Median auf 28‰ erhöht und Normoblasten waren
bei 7/9 Patienten im Differenzialblutbild nachweisbar.

Die Mediane aller 3 untersuchten Stammzellklassen des Knochenmarks lagen im Vergleich zur Kontrollgruppe tiefer, aber noch im
Bereich der Norm (Tabelle 2). Die Stammzellen der Peripherie verhiel-
ten sich differenzierter. Der Median der granulo-monozytären
Stammzellen (CFU-GM) lag deutlich über dem Wert der Kontrollgruppe, während der Median der BFU-E nur leicht erhöht war. Die CFU-
GEMM hingegen lagen im Median etwas unter dem Referenzwert.
Bezüglich aller 3 Stammzellklassen bestand eine gute lineare Korrelation mit der Leukozytenanzahl (r = 0,83 mit CFU-GEMM; r = 0,65 mit
CFU-GM; r = 0,80 mit BFU-E) (Tabelle 1). Die Knochenmarksmorphologie wies eine normale bis gesteigerte Zellularität auf. Bei 4/9
Patienten zeigte die Erythropoese Dysplasiezeichen, die Myelopoese
war bei einem Patienten dysplastisch. Megakaryozyten fanden sich in
allen Knochenmarksausstrichen.

Tabelle 2. Stammzellen in Knochenmark und Blut bei Patienten mit MOV und gesunden Normalpersonen

	Bereich (Median) MOV-Patienten	Bereich (Median) Normalpersonen
Knochenmark		
CFU-GEMM/10^5MNC	0–6 (3)	2–22 (14)
CFU-GM/10^5MNC	70–442 (228)	102–574 (396)
BFU-E/10^5MNC	42–322 (162)	128–474 (270)
Blut		
CFU-GEMM/ml	0–586 (14)	4–77 (23)
CFU-GM/ml	71–17.654 (396)	50–936 (186)
BFU-E/ml	0–12.247 (586)	120–1.862 (560)

Diskussion

Diese Studie wurde entworfen, die Funktion der Hämatopoese in einer Situation zu klären, in der es in vielen Bereichen des Organismus zu einem Organversagen gekommen war. Die Ursache dieses Multiorganversagens kann bakteriell oder nicht bakteriell sein. Bakterielle Ursachen sind Peritonitis und bakterielle Sepsis oder septischer Schock. Nicht bakterielle Auslöser eines MOV können schwere Traumata, Verbrennungen, Pankreatitis oder hämorrhagischer oder kardiogener Schock sein [9]. All diese schweren Erkrankungen können über gemeinsame Mechanismen zum Multiorganversagen führen [3, 9, 10] . Die Schädigung verschiedener Zellsysteme kann durch Komplementaktivierung und Gewebshypoxie [9] beziehungsweise durch Mikrozirkulationsstörungen und Endothelzellschädigung in der Reperfusionssphase erfolgen [3].

In der von uns untersuchten Patientengruppe war nur ein Patient etwas leukopenisch, die meisten zeigten jedoch eine Leukozytose. Die Erythrozyten waren bei fast allen Patienten vermindert. Sechs von neun Patienten waren thrombopenisch mit weniger als 100.000 Thrombozyten/μl.

Was war nun die Ursache für diese recht uniforme Konstellation des peripheren Blutbildes?

Die Leukozytose könnte am ehesten durch die hohe Inzidenz von Septitiden bei Patienten mit MOV erklärt werden. Warum aber waren die meisten Patienten anämisch und thrombopenisch? Prinzipiell kommen zwei Ursachen dafür in Frage:

1. Das Knochenmark bzw. die hämatopoetischen Progenitorzellen sind im Rahmen des MOV mitbetroffen und durch Hypoxie oder andere Ursachen soweit geschädigt, daß es zum Knochenmarkversagen gekommen war.

2. Die Knochenmarkfunktion ist normal oder sogar gesteigert, der Verbrauch an reifen Effektorzellen (Erythrozyten, Thrombozyten) ist durch Blutung, Hämolyse oder Verbrauchskoagulopathie jedoch so stark gesteigert, daß nicht genügend Zellen nachgebildet werden können.

Zur Klärung der unter Punkt 1 beschriebenen Möglichkeit des Knochenmarkversagens wurde das Knochenmark morphologisch untersucht und es wurden die Stammzellen in Knochenmark und peripherem Blut bestimmt. Morphologisch fand sich eine normale bis leicht gesteigerte Gesamtzellularität. Die Knochenmarkstammzellen aller 3 untersuchten Stammzellklassen lagen zwar in den meisten Fällen noch im Normbereich, der Median lag aber immer deutlich unter dem Median der Kontrollgruppe. Diese Daten würden vorerst die Beobachtungen von Amos [1] bestätigen, wo ebenfalls eine Reduktion des Medians der CFU-GM beschrieben wurden. Wir können uns jedoch dem Schluß auf eine supprimierte Hämatopoese nicht anschließen. Die parallel durchgeführten Bestimmungen der peripheren Stammzellen, die im Rahmen eines wirklichen Knochenmarkversagens ebenfalls vermindert sein müßten [6, 11], ergaben eine teilweise massive Erhöhung der Werte insbesondere für die Klasse der granulomonozytären (CFU-GM) und der erythropoetischen (BFU-E) Stammzellen. Auch die Mediane der peripheren CFU-GM und der BFU-E lagen über den Werten der gesunden Kontrollgruppe.

Es zeigt sich hier das Bild einer Umverteilung von Stammzellen aus dem Knochenmark in die Peripherie, wie es bei massiver Stimulation und Steigerung der Knochenmarkfunktion durch hämatopoetische Wachstumsfaktoren beschrieben ist [8, 14]. Da sich im Differenzialblutbild dieser Patienten weder eine Erhöhung der eosiniphilen noch der basophilen Granulozyten fand, scheint es sich nicht um einen Effekt von endogen gebildetem GM-CSF oder IL-3 zu handeln. Das bei unseren Patienten mit MOV gefundene Stammzellverteilungsmuster entspricht am ehesten den Erfahrungen nach G-CSF-Gabe (persönliche Mitteilung noch unpublizierter Daten von Doz. Geissler). Es wäre daher denkbar, daß im Rahmen des MOV Zytokine endogen freigesetzt werden, die in ihrer Wirksamkeit einer exogenen Gabe von G-CSF entsprechen!

G-CSF bewirkt in therapeutischer Dosierung (z. B. bei Patienten nach Chemotherapie zur Beschleunigung der hämatopoetischen Rekonstitution) neben des Anstiegs der peripheren Stammzellen eine Leukozytose. Auch bei den von uns untersuchten Patienten mit MOV korreliert die Leukozytenanzahl mit der Höhe der peripheren CFU-GM (r = 0,65) und der peripheren BFU-E (r = 0,80).

Wieso kommt es aber bei diesen Patienten zur endogenen Zytokinausschüttung und zur gesteigerten Stammzellproliferation. Dies könnte durch die bei fast allen Patienten vorhandene Sepsis getriggert worden sein [12]. Eine weitere Erklärung könnte aber auch die bei der Entstehung des MOV mitverantwortliche Gewebshypoxie sein, die offensichtlich die hämatopoetische Funktion des Knochenmarks nicht negativ zu beeinflussen scheint. Wie Smith und Broxmeyer zeigten, kann es durch Hypoxie sogar zu einer Steigerung des Stammzellwachstums kommen [16, 17].

Die Ursache für die Anämie und Thrombopenie muß also, wie unter Punkt 2 postuliert, ein gesteigerter Verbrauch der Erythrozyten und Thrombozyten sein. Bei allen Patienten konnte die Anämie durch Blutung oder Hämolyse erklärt werden. Die Thrombopenie wurde nur bei Patienten mit Verbrauchskoagulopathie und bei einer Patientin mit HELLP-Syndrom gefunden. Die Tatsache, daß diese Patienten trotz Steigerung der Hämatopoese eine Verminderung der reifen Effektorzellen im Blut hatten, zeigt allerdings, daß die Steigerung der Hämatopoese zum Ausgleich des Zellverbrauchs noch ineffektiv war. Der Anstieg der Stammzellen auf endogene Zytokinfreisetzung spiegelt jedoch die gute Funktion des hämatopoetischen Systems beim MOV. Daher könnte der Einsatz von rekombinanten Zytokinen wie IL-3, GM-CSF, G-CSF oder Erythropoetin [7] in therapeutischer Dosierung bei diesen Patienten durchaus erfolgreich sein und den Substitutionsbedarf senken, was noch durch klinische Studien verifiziert werden müßte.

Obwohl ein „Haematological failure" als Teil des MOV in verschiedenen Studien [1, 4, 13] angeführt wurde, können wir eine direkte

Beteiligung des hämatopoetischen Systems am MOV im Sinne eines Knochenmarkversagens auf Grund der Stammzellbefunde nicht bestätigen. Da die Definitionen [4, 13] des „Haematological failure" sich nur auf Routineparameter in Blut und Plasma (Blutbild und Gerinnungsparameter) beziehen, kann damit nur der sekundäre Effekt eines massiv gesteigerten Verbrauches an hämatopoetischen Effektorzellen beschrieben werden.

Durch das MOV scheint daher das Knochenmark bzw. die Hämatopoese nicht geschädigt zu werden, sondern durch endogene Ausschüttung von Zytokinen stimuliert zu werden.

Literatur

1. Amos RJ, Deane M, Ferguson C, Jeffries G, Hinds CJ, Amess JAL (1990) Observations on the haemopoietic response to critical illness. J Clin Pathol 43: 850–856
2. Barrett AJ, Faille A, Ketels F (1979) Variations in granulocyte colony forming cell numbers in adult blood. Br J Haematol 42: 337–344
3. Cerra FB, Negro F, Eyer S (1990) Multiple organ failure syndrome: patterns and effect of current therapy. In: Vincent JL (ed) Update in intensive care and emergency medicine 10. Springer, Berlin Heidelberg New York Tokyo, pp 22–31
4. Dobb G (1990) Multiple organ failure: outcome with intensive care. In: Aochi O, Amaha K, Takeshita H (eds) Intensive and critical care medicine. Elsevier Science Publishers BV, pp 287–294
5. Dührsen U, Villeval J-L, Boyd J, Kannourakis G, Morstyn G, Metcalf D (1988) Effects of recombinant human granulocyte colony-stimulating factor on hematopoietic progenitor cells in cancer patiens. Blood 72: 2074–2081
6. Geissler K, Hinterberger W, Jäger U (1988) Deficiency of pluripotent hemopoietic progenitor cells in myelodysplastic syndromes. Blut 57: 45
7. Geissler K, Stockenhuber F, Hinterberger W, Balcke B, Lechner K (1990) Recombinant human erythropoietin: a multipotential hemopoietic growth factor in vivo and in vitro. In: Schaefer RM, Heidland A, Hörl WH (eds) Erythropoietin in the 90s. Karger, Basel, pp 1–10 (Contrib Nephrol 87)
8. Geissler K, Valent P, Mayer P (1990) Recombinant human interleukin-3 expands the pool of circulating hematopoietic progenitor cells in primates-synergism with recombinant human granulocate/macrophage colony stimulating factor. Blood 75: 2305–2310
9. Goris R (1990) Prevention of multiple organ failure (MOV) in surgical patients. In: Aochi O, Amaha K, Takeshita H (eds) Intensive and critical care medicine. Elsevier Science Publishers BV, pp 277–280
10. Henao FJ, Daes JE, Dennis RJ (1991) Risk factors for multiorgan failure: a case-control study. J Trauma 31: 74–80

11. Hinterberger W (1981) Die Bestimmung myeloisch determinierter Stammzelllen bei Systemerkrankungen der Myelopoese: Implikationen für Pathophysiologie, Diagnose und Prognostik. Acta Med Austriaca [Suppl 21]

12. Kawakami M, Trutsumi H, Kumakawa T (1990) Levels of serum granulocyte colony-stimulating factor in patients with infections. Blood 76: 1962–1964

13. Knaus WA, Draper EA, Wagner DP, Zimmerman JE (1985) Prognosis in acute organ system failure. Ann Surg 202: 685–693

14. Molineux G, Polda Z, Dexter TM (1990) A comparison of hematopoiesis in normal and splenectomized mice treated with granulocyte colony-stimulating factor. Blood 75: 563–569

15. Nissen C (1982) Einblick in die Frühstadien der Hämopoiese mit Hilfe von in vitro Kulturen. Schweiz Med Wochenschr 112: 1411–1418

16. Rich IN, Kubanek B (1982) The effect of reduced oxygen tension on colony formation of erythropoietic cells in vitro. Br J Haematol 52: 579–588

17. Smith S, Broxmeyer HE (1985) The influence of oxygen tension on the long-term growth in vitro of haematopoietic progenitor cells from human cord blood. Br J Haematol 63: 29–34

Korrespondenz: Dr. P. Kier, Intensivstation, Klinik für Innere Medizin I, Währinger Gürtel 18–20, A-1090 Wien, Österreich

Multiorganversagen – DIC – welche Fragen sind offen?

M. Spannagl

Medizinische Klinik, Klinikum Innenstadt, Ludwig-Maximilians-Universität,
München, Bundesrepublik Deutschland

Auswirkungen des Multiorganversagens auf humorale Hämostasefaktoren stehen derzeit nicht im Mittelpunkt der pathobiochemischen Forschung. Dagegen werden die verschiedenen Botenstoffe von Entzündungs- und Abwehrzellen (Tumor-Nekrose-Faktor, Interleukine), die Regulation der Expression der verschiedenen Entzündungsmediatoren, sowie die beteiligten Signaltransduktionsmechanismen auf zellulärer Ebene intensiv untersucht. Methodische Weiterentwicklungen haben jetzt einen tieferen Einblick in die Funktionen von Endothelzellen, Leukozyten und Thrombozyten bei der Entzündungsreaktion zugelassen. Dabei zeigte sich ein umfangreiches zell- bzw. membranständiges Potential an Hämostase-spezifischen Rezeptoren, Kofaktoren und Aktivatoren.

Leukozyten besitzen mit ihren lysosomalen Proteasen und oxidativen Substanzen ein unspezifisches Abwehrpotential. Die freigesetzten Proteasen können wiederum Hämostasefaktoren spalten. Thrombozyten und Endothelzellen sind zur Expression bzw. Speicherung verschiedener Hämostasefaktoren sowie deren spezifischer Rezeptoren befähigt. Die Zellmembranen dienen als Assemblierungsort für die Aktivierung von proteolytischen Prozessen. Die Einsicht in zelluläre Mechanismen hatte auch eine Reihe experimentell-therapeutischer Ansätze für die Verbrauchskoagulopathie zur Folge, wie Ca-Antagonisten, Cyclooxygenase Inhibitoren, Phosphodiesterasehemmer, Immunsuppressiva sowie Rezeptorantagonisten. Insgesamt stellen die ver-

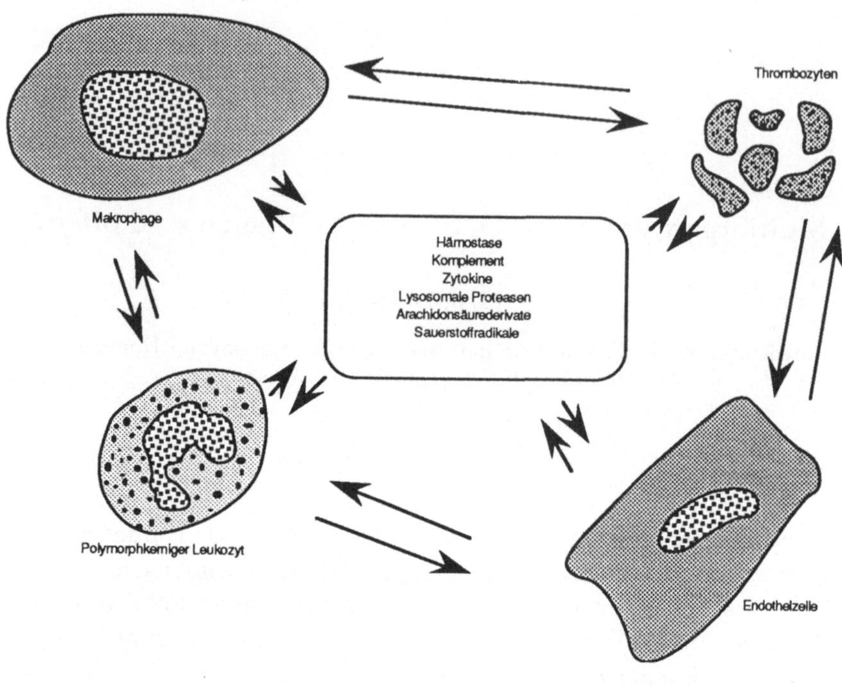

Abb. 1

schiedenen humoralen und zelluläre Entzündungsreaktionen einen
entscheidenden Beitrag zur Abwehrfunktion unseres Organismus dar.

Nur bei wenigen Krankheitsbildern sind derart ausgeprägte Veränderungen des Gerinnungssystems zu beobachten wie beim Multiorganversagen. Erschwert wird die Beurteilung der Laborwerte und der
klinischen Situation durch das häufig gleichzeitige Auftreten von
Thrombosierungs- und Blutungszeichen. Berücksichtigt man die
diagnostischen und therapeutischen Möglichkeiten zur Intervention
bei Entgleisungen der Hämostase, bleiben sichere Beurteilungsmög-
lichkeiten für dieses System nicht zuletzt wegen der Kosten eine
wichtige Entscheidungsgrundlage. Im Folgenden sollen zunächst neue
Möglichkeiten der Diagnostik beurteilt werden, die als Grundlage für
Interventionen dienen, um dann auf neue Entwicklungen in der Therapie von Gerinnungsstörungen einzugehen. In der täglichen klinischen Arbeit bleibt derzeit trotz der Inflation „molekularer Aktivie-

rungsparameter" und der Verfügbarkeit verschiedenster hochgereinig-
ter Hämostasefaktoren und -inhibitoren als Therapeutika unverändert
eine gewisse Machtlosigkeit gegenüber den Symptomen einer Hyper-
oder Hypokoagulabilität bestehen.

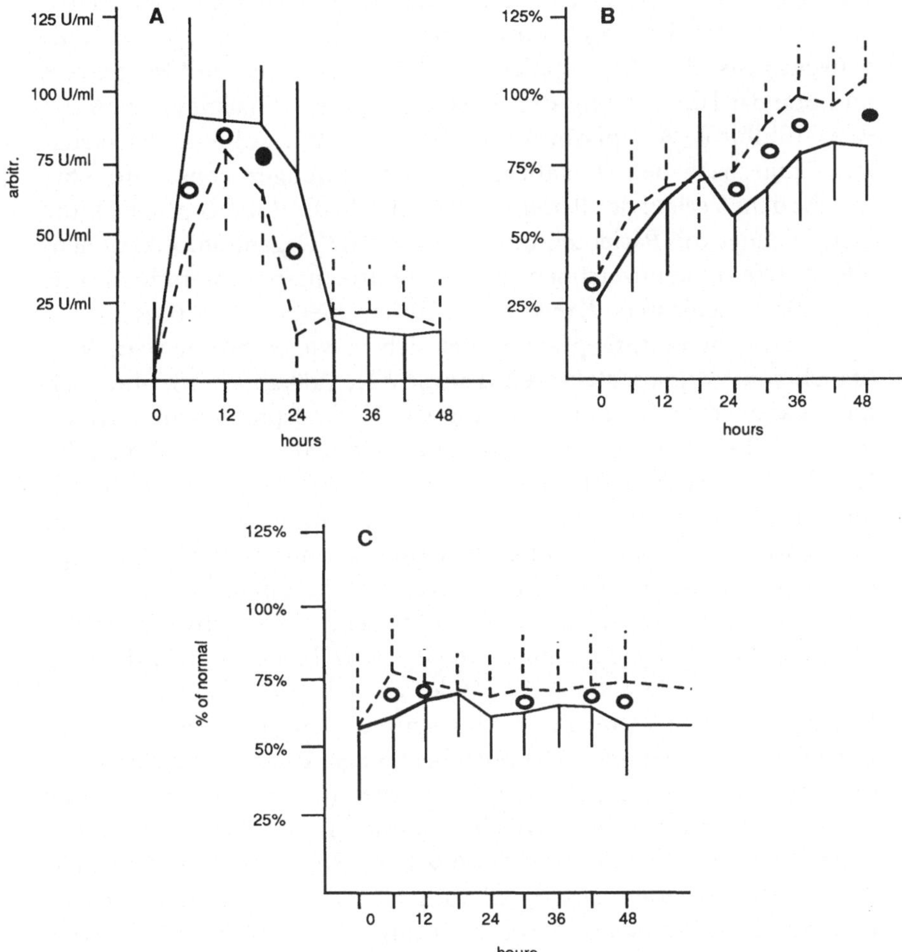

Abb. 2. A Initial hoher Umsatz von Aktivierungsparametern (z. B. PAI); **B** Akut
Phasen Proteine (z. B. Antiplasmin); C Plasmaproteine, die sich parallel zum Gesamt-
eiweiß bzw. Hämatokritspiegel verhalten (z. B. AT III)

Diagnostik

Die meisten Erfahrungen in der Diagnostik von Hämostasestörungen beim Multiorganversagen liegen mit den im Plasma relativ stabil regulierten Einzelfaktoren und Inhibitoren vor. Dabei zeigen sich bei eingrenzbaren zeitlichen Triggermechanismen charakteristische Reaktionsmuster von Hämostasefaktoren. Die nachfolgend gezeigten Daten sind einer multizentrischen Polytrauma-Studie entnommen, bei denen schwerverletzte Patienten hinsichtlich der Entwicklung eines Lungenversagens (ARDS) gruppiert wurden. Dargestellt sind Mittelwert und Standardabweichung der Plasmaspiegel von Plasminogen Aktivator Inhibitor, Antiplasmin und Antithrombin während der ersten zwei Tage nach dem Unfallereignis. Die durchgezogene Linie entspricht dem Verlauf der Patienten mit ARDS, die durchbrochene Linie kennzeichnet die Patienten ohne wesentliche Organkomplikationen, offene Kreise kennzeichnen einen signifikanten Unterschied mit $p < 0{,}05$, geschlossene Kreise einen Unterschied mit $p < 0{,}01$.

Überraschend ausgeprägt findet sich in vielen Studien ein Verbrauch von Vorphasenfaktoren (Faktor XII, Präkallikrein), ohne daß diese Parameter mit der Entstehung von Verlaufsproblemen korrelieren. Berücksichtigt werden müssen in jedem Fall die im Rahmen des Krankheitsverlaufs stattfindenden Eiweiß-und Hämatokritschwankungen. Zusammenfassend läßt sich sagen, daß in Abhängigkeit von Neusynthese, Verbrauch und Elimination eine unterschiedliche Empfindlichkeit dieser einzelnen Parameter besteht, einen Krankheitszustand zu erfassen. Dazu kommt eine unterschiedliche Schwelle, ab der klinische Manifestationen einer Hyper- oder Hypokoagulabilität zu erwarten sind. Während bei AT III der kritische Wert bei ca. 60% des Normalpools liegt, sind Plasmakonzentrationen prokoagulatorischer Faktoren wie F XIII oder VIII noch bei Spiegeln weit unter 50% ohne klinische Auswirkungen. Viele Jahre wurden im Gerinnungslabor nur Parameter bestimmt, die stabil im Plasma in relativ eng regulierten Normbereichen und in vergleichsweise hoher Konzentration vorliegen. Auf Grund methodischer Optimierung lassen sich heute diese prokoagulatorische Faktoren und Inhibitoren zuverlässig bestimmen. Derzeit halten Aktivierungsparameter, die nur bei der Generierung bzw. Wirkung von Enzymen im Plasma zu finden sind, Einzug in das Gerinnungslabor.

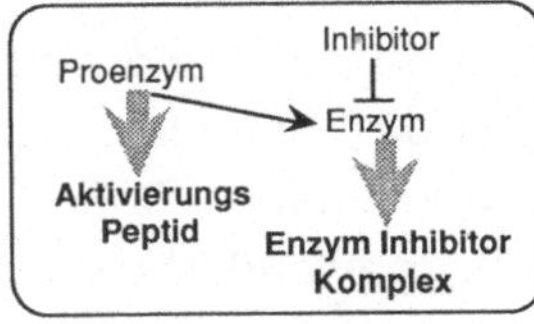

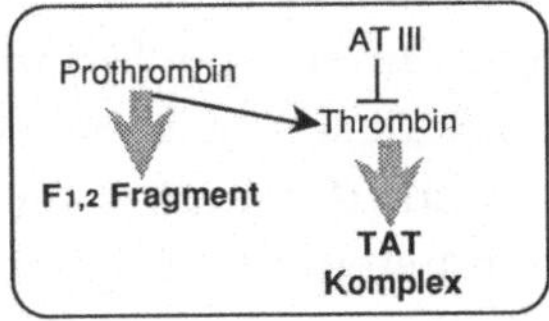

Abb. 3

Ruheparameter	– Einzelfaktoren und Inhibitoren der Gerinnung und Fibrinolyse
	– einfache Standardisierung mit Normalplasma
Aktivierungs-parameter	– Aktivierungspeptide, Enzym-Inhibitor Komplexe, zelluläre Freisetzungsprodukte, Fibrinogen und Fibrin-Spaltprodukte
	– Standardisierung mit artifiziellen Standards

Letztere Analysen zeigen eine deutlich erhöhte Sensitivität gegenüber verschiedensten Entzündungsvorgängen. Ungelöste Probleme sind die im Vergleich zur Kalibrierung mit Normalplasma schwierigere Herstellung von Standards, die zu zwischen unterschiedlichen Nachweismethoden nicht vergleichbaren Ergebnissen führen, sowie die erhöhte Anforderung an die Blutabnahme. Eine erhöhte Sensitivität gegenüber einer Aktivierung in vivo bringt zwangsweise auch eine erhöhte Sensitivität gegenüber einer Aktivierung in vitro mit sich. Ein weiteres Problem stellen die mit Aktivierungsparametem erfaßbaren Veränderungen dar, die im Rahmen der Akut Phasen Reaktion als physiologisch einzuschätzen sind. So finden sich postoperativ oder nach Unfall hohe Spiegel an Aktivierungsmarkern für Thrombin und Plasmin, ohne daß dabei unter der entsprechenden Prophylaxe mit thromboembolischen Komplikationen zu rechnen ist. Daraus ergibt sich, daß diese Aktivierungsmarker immer vor dem Hintergrund des derzeitigen Entzündungszustandes des Organismus zu beurteilen sind.

Ein wichtiges diagnostisches Problem, dessen Lösung uns Aktivierungmarker vielleicht näher bringen, ist der fehlende Zugang zu zellulären, gewebsständigen Mechanismen, z. B. ist das Thrombomodulin, ein wichtiger Kofaktor für Protein C, nur in Membranen integriert und nicht in der Flüssigphase zu messen. In ähnlicher Weise sind viele gerinnung- bzw. fibrinolysespezifische Rezeptoren und Kofaktoren nur auf Membranen, nicht aber in der Flüssigphase zu finden (tissue factor, Integrine). Während bestimmte zelluläre Komponenten der Entzündungsreaktion als Blutzellen der direkten Diagnostik zugänglich sind (Granulozyten, Thrombozyten), können von dem wichtigsten beteiligten Organ, nämlich dem Endothel, nur indirekte Signale, gefiltert durch die verschiedenen Puffersysteme des Blutes, empfangen werden. Bei der Beurteilung von Leukozyten- und Thrombozytenzahlen bzw. deren Freisetzungsprodukten während einer Entzündungsreaktion muß weiterhin die Fähigkeit dieser Zellen zu Marginalisation und Adhärenz bedacht werden. Wir kennen inzwischen eine ganze Reihe spezifischer Substanzen, die der Adhärenz der Zellen untereinander dienen (Adhäsivproteine) und sich naturgemäß der Analyse in der Flüssigphase des Blutes entziehen.

Therapie

Als wichtigstes therapeutisches Grundprinzip bei einer Koagulopathie im Rahmen eines Multiorganversagens gilt unverändert die Sanierung der Grundkrankheit. Eine Verbrauchskoagulopathie ist immer eine sekundäre Komplikation eines vorbestehenden Leidens. Weiterhin ist die Aufrechterhaltung der Vitalfunktionen von entscheidender Bedeutung, dabei stellt die Hämodynamik für den Erhalt der Hämostase ein entscheidende Grundlage dar. Nur so gelangen Proteaseinhibitoren und andere wichtige Puffersysteme an den Ort lokaler Aktivierung des Gerinnungs und Fibrinolysesystems. Als dritte wichtige Säule der Vitalfunktionen bleibt die Elimination toxischer bzw. evtl. wieder gerinnungs- und fibrinolyseaktivierender Substanzen. Diese Funktion wird vom RES und unspezifischen Abwehrzellen ausgeübt, wichtige beteiligte Organe sind die Leber, Milz und Niere.

Für eine spezifische Intervention im Hämostasesystem stehen heute mehrere synthetische bzw. aus Plasma isolierte Substanzen zur Verfügung. Durch neue Herstellungsverfahren (Adsorption an monoklonale Antikörper, rekombinante Technologien) können inzwischen eine ganze Reihe von prokoagulatorischen Faktoren und Inhibitoren hochgereinigt hergestellt und gezielt substituiert werden. Im Hinblick auf eine gleichzeitige Verwendung mehrerer dieser Präparate stellt sich allerdings die Frage, inwieweit nicht die Substitution von Plasmafraktionen (PPSB) oder fresh frozen plasma ausgewogener ist. An dieser Stelle sei an die lange Jahre unwissend durchgeführter Substitution von Protein C und S mit Prothrombinkomplexkonzentraten erinnert, die in vielen Fällen vielleicht größeren Schaden verhindert hat. Weiterhin besteht immer ein Restrisiko hinsichtlich der Infektiosität von Plasmaderivaten. Noch nicht absehbar ist ob mit den Aktivierungsmarkern eine individuelles Monitoring und somit eine angepaßte Dosierung für Therapeutika der Hämostase möglich ist. An neuen therapeutischen Ansätzen werden derzeit Proteasenhemmstoffe, Rezeptorantagonisten, Modulatoren der Signaltransduktion sowie Modulatoren der Genexpression intensiv untersucht. Diese experimentellen therapeutischen Ansätze sind insofern vielversprechend, als sie einen früheren Ansatz im Ablauf des Entzündungsgeschehens modulieren könnten.

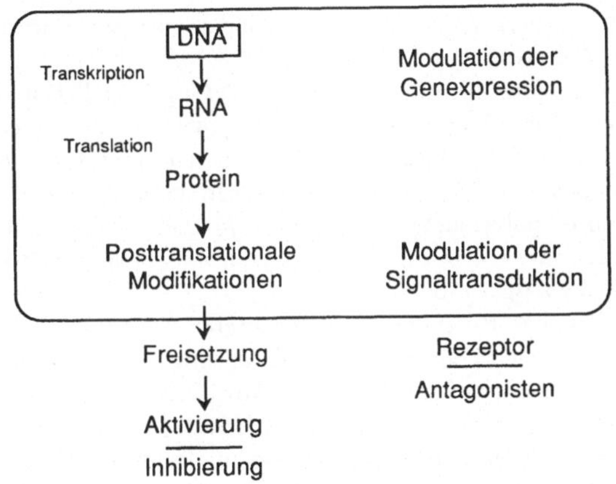

Abb. 4. Verschiedene Ebenen für diagnostische und therapeutische Ansätze

Literatur

1. Bauer K, Rosenberg R (1987) The pathophysiology of the prethrombotic state in humans: insights gained from studies using markers of the haemostatic system activation. Blood 70: 343–350
2. Bone R, Fischer C, Clemmer T, Slotman G, Metz C, Balk R (1987) A controlled clinical trial of high-dose methylprednisolone in the treatment of severe sepsis and septic shock. N Engl J Med 317: 653–658
3. Duswald K, Jochum M, Schramm W, Fritz H (1985) Released granulocytic elastase: an indicator of pathobiochemical alterations in septicemia after abdominal surgery. Surgery 9815: 892–899
4. Emeis J, Kooistra T (1986) Interleukin I and lipopolysaccharide induce an inhibitor of tissue-type plasminogen activator in vivo and in cultured endothelial cells. J Exp Med 163: 1260–1266

 5. Hesselvick J, Blombäck M, Brodin B, Maller R (1989) Coagulation, fibrinolysis and kallikrein systems in sepsis: relation to outcome. Crit Care Med 17: 724-733
 6. Hoffmann H, Siebeck M, Spannagl M, Weis M, Geiger R, Jochum M, Fritz H (1990) Effect of recombinant hirudin, a specific inhibitor of thrombin, on endotoxin-induced intravascular coagulation and acute lung injury in pigs. Am Rev Respir Dis 142: 782–788
 7. Idell S, Peters J, James K, Fair D, Coaison J (1989) Local abnormalities of coagulation and fibrinolytic pathways that promote alveolar fibrin deposition in the lungs of baboons with diffuse alveolar damage. J Clin Invest 84: 181–193
 8. Kluft C, de Bart A, Barthels M, Sturm J, Möller W (1988) Short term extreme increases in plasminogen activator inhibitor I (PAI I) in plasma of polytrauma patients. Fibrinolysis 2: 223–226
 9. Müller-Berghaus G (1987) Septicemia and the vessel wall. In: Verstrate M, Vermeulen J, Linjen R, Arnout J (eds) Thrombosis and haemostasis ISTH. Leuven University Press, pp 619–671
10. Ordog G, Wasserberger J (1985) Coagulation abnormalities in traumatic shock. Ann Emerg Med 14: 650–655
11. Rodighiero F, Manucci P, Vigano S, Barbui T, Gugliotta L, Cortellaro M, Dini E (1984) Liver dysfunction rather than intravascular coagulation as the main cause of low protein C and antithrombin III in acute leucemia. Blood 63: 965–969
12. Schramm W, Spannagl M (1991) Differencies in the activation of coagulation and fibrinolysis after polytrauma with respect to the development of ARDS. In: Posttraumatic acute respiratory distress syndrome. Springer, Berlin Heidelberg New York Tokyo, pp 75–87
13. Schwartz R, Bauer K, Rosenberg R, Kavanaugh E, Davies D, Bogdanoff D (1989) Clinical experience with antothrombin III concentrate in treatment of congenital and acquired deficiency of antithrombin. Am J Med [Suppl 3 b] 87: 535-605
14. Seitz R, Wolf M, Egbring R, Havemann K (1989) The disturbance of hemostasis in septic shock: role of neutrophil elastase an thrombin, antithrombin III and plasma substitution. Eur J Haematol 43: 22–28
15. Siebeck M, Hoffmann H, Weipert J, Spannagl M (1989) Therapeutic effects of the combination of two proteinase inhibitors in endotoxin shock of the pig. Prog Biol Clin Res 937–943
16. Siebeck M, Weipert J, Keser C, Kohl I, Spannagl M, Machleidt W, Schweiberer L (1991) A triazolodiazepine platelet activating factor receptor antagonist (WEB 2086) reduces pulmonary dysfunction during endotoxin shock in swine. J Trauma 31: 94--950
17. Vinazzer H (1989) Therapeutic use of antithrombin III in shock and disseminated intravascular coagulation. Semin Thromb Haemost 15 (3): 347–352
18. Witte J, Jochum M, Scherer R, Schramm W, Hochstrasser K, Fritz H (1982) Disturbances of selected plasma proteins in hyperdynamic septic shock. Intensive Care Med 8: 251–262

Korrespondenz: Dr. M. Spannagl, Abteilung für Hämostaseologie, Medizinische Klinik, Ludwig-Maximilians-Universität München, Ziemssenstraße 1, D-W-8000 München, Bundesrepublik Deutschland

Das Versagen des Organs im Rahmen des Multiorganversagens: Welche Fragen sind offen? Niere

Ch. Leithner

Intensivstation, Universitätsklinik für Innere Medizin I, Wien, Österreich

Einleitung

Im klinischen Alltag wird man mit 2 Gruppen des akuten Nierenversagens (ANV) konfrontiert: 1) *das isolierte ANV*, welches durch verschiedene Schädigungen, wie Nephrotoxine, interstitielle Nephritis, Rhabdomyolyse und andere zustande kommen kann. Die Letalität von 8% weist darauf hin, daß der isolierte Ausfall der Nieren in den meisten Fällen therapeutisch beherrscht werden kann. Viel schlechter ist die Situation in der Gruppe 2), in der sich das *ANV als Teil eines Multiorganversagens (MOV)* manifestiert. Hier spricht das ANV für die Schwere des MOV. Die Letalität beträgt beim Versagen von Lunge und Nieren 75%. Kommt ein 3. Organ hinzu, steigt sie auf 90–100%. Versagen insgesamt 4 Organe, so beträgt sie fast 100% [3].

Einfluß von Störungen anderer Organsysteme auf die Niere

Als *prärenale Oligo/Anurie* wird eine reversible Funktionsstörung der Nieren bezeichnet, die durch eine Fehlfunktion anderer Organe bzw. Organsysteme zustandekommt. Es handelt sich um die Antwort des renalen Gefäßsystems auf Hypovolämie und Herzversagen. Durch massive Sympathikusstimulierung und Aktivierung der Renin-Angiotensin-Systems kommt es zu einer renalen Vasokonstriktion. Hält die primäre Noxe länger an, kann ein *akutes Nierenversagen* entstehen, das auch bei Wegfall der ursprünglichen Störung persistiert.

Ursachen für Nierenfunktionsstörung beim MOV

1. Volumenmangel
2. niedriger kardialer Output
3. herabgesetzter peripherer und/oder erhöhter renaler vaskulärer Widerstand (vor allem bei Sepsis)
4. respiratorisches Versagen (Hypoxie)
5. Trauma
6. nephrotoxische Schädigung

Die beschriebenen 6 Ursachen lassen sich natürlich nicht streng voneinander trennen. Vereinfachend kann man die Ursachen 1–5 als *ischämisch-hypoxische Schädigung der Nieren im Rahmen eines Schocks* zusammenfassen. Entscheidend für Entwicklung und Symptome des ANV wird natürlich sein, welche Grunderkrankung bzw. renale Funktionsstörungen der Patient vor dem MOV aufwies, wie alt er ist und welche Ursachen das MOV hat. Trotz der sich daraus ergebenden enormen Variabilität lassen sich hinsichtlich der Pathogenese des ANV bei MOV 4 Faktorengruppen herausarbeiten:

Pathogenese des ANV bei MOV

1. *tubuläre Obstruktion durch Zylinder und Debris*
   Im Gegensatz zu experimentellen Modellen dürfte sie beim Menschen in der Entstehung des ANV keine große Rolle spielen, bei seiner Aufrechterhaltung jedoch zum Tragen kommen [12].

2. *Eindringen von Flüssigkeit aus dem Tubulus-System ins Interstitium (Back-Leak-Theorie)*
   Auch dieser Mechanismus dürfte beim Menschen keine wesentliche Rolle spielen.

3. *hämodynamische Störung der renalen Zirkulation*

4. *Permeabilitätsveränderung auf glomerulärer Ebene*

ad 3. hämodynamische Störung der renalen Zirkulation

Hinsichtlich des regionalen Blutflusses weisen die Nieren besondere Charakteristika auf: So ist der Blutfluß im äußeren Kortex ca. 6x größer als in der äußeren Medulla und ca. 20x größer als in der inneren Medulla. Der medullärer Blutfluß kommt ausschließlich von den efferenten Arteriolen der inneren kortikalen Glomeruli.

Die Nieren – besonders Hypoxie-empfindliche Organe

Schon normalerweise arbeitet eine Reihe von Zellen der Medulla im Zustand der oder nahe an der Hypoxie [2]. Dies betrifft unter anderem den proximalen Tubulus und den dicken Teil der aufsteigenden Henle-Schleife von kurzschleifigen Nephronen, die ihren Ursprung im oberflächlichen Kortex nehmen. Die dicken aufsteigenden Henle-Schleifen sind relativ entfernt von den Gefäßbündeln. Im Gegensatz dazu haben die langschleifigen Nephronen der tiefen kortikalen Regionen ihre dicken Teile der aufsteigenden Schleifen in der Nähe der Gefäßbündel. Die äußere Medulla kann daher bei O_2-Mangel *eine Art anginales Syndrom* aufweisen: Der herabgesetzte Blutfluß zum proximalen Tubulus und dem dicken aufsteigenden Schenkel resultiert in einer Funktionsstörung, der unter anderem ein massiver Ca-Einstrom in die Zelle zugrundeliegt. Die Schädigung der Henle-Schleife führt zu einem Verlust der Konzentrationsfähigkeit und zu einem Abfall der GFR wahrscheinlich aufgrund des tubuloglomerulären Feedbacks. Die Drosselung des kortikalen Blutflusses und Umverteilung zugunsten des Markes im Rahmen des ANV kann als Versuch aufgefaßt werden, die Hypoxie im Mark zu verhindern.

Afferente und efferente Arteriole im ANV

Die Filtration des Einzelnephrons wird sehr wesentlich vom hydrostatischen Druck in den Glomerulumkapillaren beeinflußt, der wiederum vom Tonus der afferenten und der efferenten Arteriole bestimmt wird. Der Kontraktionszustand dieser Arteriolen ist auch in der Genese des ANV für die GFR des Enzelnephrons von großer Bedeutung [12]. In der initialen Phase des ANV führen wahrscheinlich 2 Mechanismen zur Verschlechterung der GFR: 1) Kontraktion der afferenten Arteriole. 2) Dilatation der efferenten Arteriole.

ANV bei Sepsis

Die Sepsis ist die Hauptursache des MOV und damit auch des ANV im Rahmen des MOV. Typischerweise besteht dabei eine Na-Retention. Unklar ist, warum die Nieren so reagieren, als bestünde Volumenkontraktion, nämlich mit einem Anstieg der Plasma-Renin-Aktivität (PRA) und der Angiotensin II-Konzentration, sowie mit einem Abfall der GFR. Wichtig ist, daß die Autoregulation der renalen Durchblutung bei Sepsis schwer gestört ist. Die *relative Bedeutung* der vielen involvierten pathogenetischen Faktoren und Mediatoren erscheint bis jetzt unklar, jedoch dürfte *Endotoxin* und *Endothelin* eine Schlüsselrolle zukommen.

Endotoxin

triggert mehrere physiologische Systeme [13]:

Über eine Stimulierung des Faktors XII laufen 1 bis 4:

1. Aktivierung der Komplement-Kaskade
2. Umwandlung von XI zu XIa und dadurch Aktivierung der Gerinnungskaskade, Thrombozytopenie, Verbrauch der Faktoren II, V und VIII sowie Thrombose.
3. Stimulierung der Fibrinolyse via Plasminogen-Proaktivator. 3+4 können zusammen eine disseminierte intravaskuläre Koagulation (DIC) verursachen.
4. Stimulierung des Kallikrein-Systems. Dadurch entsteht vermehrt Bradykinin, das wiederum vasodilatorisch und auf die Gefäßpermeabilität steigernd wirkt. Es folgen Hypovolämie, Hypotension, Hypoperfusion von Organen (die Nieren eingeschlossen). Hypoperfusion (unter anderem durch Bradykinin), und ein direkter stimulierender Effekt von Endotoxin führen zur Stimulation des Renin-Angiotensin-Systems.
5. Störung der Balance zwischen vasodilatorischen und vasokonstriktorischen Arachidonsäuremetaboliten: Im Experiment führt die Infusion von Endotoxin zum Anstieg von Thromboxan B_2 (TXB_2) in Plasma und Nierenkortex. TXB_2 ist das Abbauprodukt des vasokonstriktorischen und plättchenaggregationsfördernden TXA_2. Im Gegensatz dazu bleibt die Synthese der vasodilatorischen Prostaglandine I_2 und E_2 zurück. Auch die Synthese der Leukotriene (LT), hochwirksamer Vasokonstriktoren, wird stimuliert. LTD_4 verursacht eine Konstriktion der großen präglomerulären Arteriolen und eine stärkere Konstriktion der A. arcutata als der efferenten Arteriole. Daher kann LTD_4 eine wichtige Rolle bei der ischämischen Schädigung im septischen Schock spielen.

6. Sekretion von Tumor-Nekrose-Faktor (TNF) und Interleukin 1 aus Makrophagen.
7. Stimulation der Endothelin-Synthese.

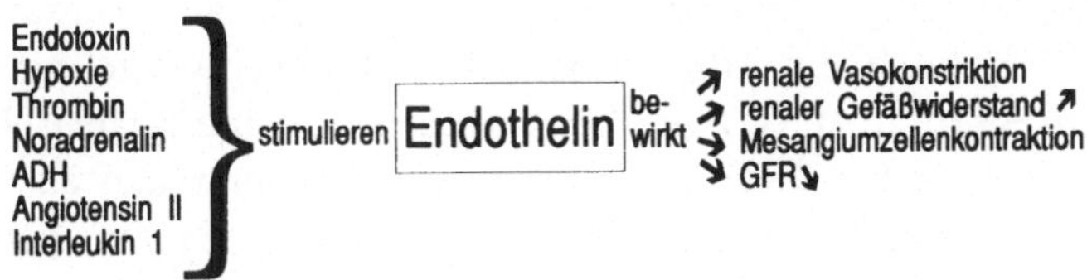

Abb. 1. Zentrale Rolle von Endothelin als Mediator in der Pathogenese des akuten Nierenversagens beim Multiorganversagen

Endothelin und die Nieren

Die Nierengewebe haben im Organismus die *höchsten Konzentrationen von Endothelin (Et)*. Et ist 10× mehr wirksam als Angiotensin II bzw. Vasopressin und kann daher als die stärkste endogene vasokonstriktive Substanz angesehen werden. Et kommt in der Genese des ANV wahrscheinlich auch deswegen hohe Bedeutung zu, da die von ihm hervorgerufene *Vasokonstriktion langanhaltend* ist [6]. Et wird in den Blutgefäßen vor allem von Endothel synthetisiert. Im Glomerulum weisen die Endothelzellen aber auch die Mesangium-Zellen eine hohe Synthesekapazität auf. Die Nierengefäße sind auch besonder empfindlich gegenüber Et (10× mehr als andere). Dies kann unter anderem auf eine *hohe Dichte an Et-Rezeptoren* zurückgeführt werden, die sich auch auf den Mesangium-Zellen finden.

Endothelin beim septischen MOV

Im Experiment führt die i. v. Injektion von Endotoxin zu einem prompten Anstieg von zirkulierendem Et im Plasma [15]. Der darauf folgenden Abnahme der GFR kann durch Anti-Et-Antikörper entgegengesteuert werden [6]. Die anderen Endothelin-stimulierenden Faktoren sind in Tabelle 1 zusammengefaßt. Von besonderer Bedeutung ist, daß die Hypoxie-bedingte renale Vasokonstriktion zumindest teilweise durch Et hervorgerufen wird. Die Gewebsischämie selbst potenziert die vasokonstriktiven und toxischen Effekte von Et. Im septischen Schock sind die *Plasmaspiegel von Et* deutlich erhöht [14, 16].

Obwohl auch bei anderen Erkrankungen, wie fortgeschrittener Atherosklerose [8] Herzinsuffizienz [4] und einigen mehr [6] erhöhte Et-Plasmaspiegel festgestellt wurden, dürfte aufgrund der besonderen Kapazität der Nierengefäße, Et zu produzieren und darauf zu reagieren, die pathophysiologische Bedeutung von Et für renale Erkrankungen, wie das ANV, hoch sein. Offen ist jedoch die Frage, ob es gelingen wird, beim Patienten mittels Anti-Et-Antikörpern prophylaktische oder therapeutische Effekte vor allem beim ANV in der Sepsis zu erzielen.

Von Bedeutung dürfte auch die Kapazität des Organismus, Et zu inaktivieren bzw. abzubauen, sein. Die Lungen nehmen Et in erheblichem Maße auf. So fällt die Et-Plasmakonzentration bei einer einzigen Lungenpassage auf 50% des Ausgangswertes ab [5]. Ein Lungenschaden, z. B. bei Herzinsuffizienz oder ARDS, könnte demnach zu einer verminderten Aufnahme von Et durch die Lungen und höheren zirkulierenden Konzentrationen führen.

ad 4) Permeabilitätsveränderung auf glomerulärer Ebene

Im Rahmen des akuten Nierenversagens dürfte es auch zur Kontraktion der Mesangiumzelle kommen [12]. Daraus folgt die Reduktion der effektiven kapillären Oberfläche und somit auch der GFR des Einzelnephrons. Als Ursache ist eine erhöhte Aktivität der Mediatoren, welche die Mesangiumzelle kontrahieren, wie Endothelin, Angiotensin II, Noradrenalin, TXA_2, LTD_4, LTC_4, Platelet Activating Factor (PAF), platelet derived growth factor, ADH, Histamin und Adenosin anzunehmen.

Leberinsuffizienz, ANV und MOV

Patienten mit Lebererkrankungen und Gelbsucht sind besonders gefährdet, bei Endotoxinämie ein ANV und in der Folge ein MOV zu entwickeln [11] . Die Hauptursache der renalen Dysfunktion bei Leberzirrhose dürfte in einer *Splanchnikus-Vasodilatation* liegen, wodurch sich ein hyperdynamer Zustand mit Minderperfusion von Gebieten außerhalb des Splanchnikus, vor allem der Nieren und Extremitäten, ergibt [1]. Ähnlich wie im septischen Schock ist der systemische Gefäßwiderstand vermindert und gleichzeitig der renale erhöht. Der Cardiac Output ist erhöht, kompensiert aber den Abfall des systemischen Gefäßwiderstandes nicht völlig. Die Splanchnikus-Vasodilatation kommt möglicherweise durch einen *autoregulatorischen Escape von der Sympathicus-Stimulierung* zustande. Vasopressin und Analoga, wie das 8-Ornithin-Vasopressin [7] können die Gefäße im Splanchnikus-gebiet doch zur Kontraktion zwingen, wodurch sich letztlich eine wesentliche Verbesserung der Nierenfunktion ergibt.

Weitere Phänomene, die in der Genese der renalen Dysfunktion bei hepatalen Erkrankungen, vor allem bei der Leberzirrhose, eine Rolle spielen dürften, sind folgende [11]. Die zirkulierenden Katecholamine sind erhöht; auch das Renin-Angiotensin-Aldosteron-Systems ist sti-muliert. Die renale Sekretion des vasodilatorischen PGE_2 ist vermin-dert, die von TXA_2 und LTD_4 stimuliert. Es finden sich hohe Plas-maspiegel von ADH, die wahrscheinlich auch durch nicht-osmolale Stimuli aufgrund der abnormen systemischen Hämodynamik zustande kommen. Erhöht sind auch die Spiegel von PAF, eines Alkylphos-phoglycerids mit hämodynamischen und renalen Wirkungen.

Harn-Indizes bei ANV im MOV

Eine wesentliche Differentialdiagnose ist die zwischen der *prärenale Oligo/Anurie*, einer reversible Funktionsstörung vor allem bei Hypo-volämie und Schock auf der einen Seite und dem *ANV*, in der anglo-amerikanischen Literatur im engeren Sinn auch als *akute tubuläre Nekrose (ATN)* bezeichnet, auf der anderen. Prärenale Indizes (siehe Tabelle 1) sprechen für eine erhaltene Konzentrationsfähigkeit und damit für ein intaktes Tubulussystem [9]. Anderseits sprechen ATN-Indizes (siehe Tabelle 1), wie der Name sagt, für einen Tubulusschaden. Es sind allerdings 7 Typen von ANV bekannt, die durch niedriges Harn-Na und andere prärenale Indizes charakterisiert sind: ANV bei Sepsis, hepatorenales Syndrom, Verbrennung, Kontrastmittel-Nephrotoxizi-tät, Rhabdomyolyse, Cyclosporin-Nephrotoxizität und Transplantat-Abstoßung.

Tabelle 1. Harnindizes zur Differentialdiagnose zwischen prärenaler Oligurie und ATN (akuter tubulärer Nekrose) nach Linton [9]

	Prärenal	ATN
Harn-Osmolalität	> 500	300
Harn/Plasma-Osmol.	> 1,5/1	< 1,1/1
Harn-Na (mmol/l)	< 10	> 40
FENa (%)	< 1	> 3

Aufgrund der physiologischen Alterung der Nieren, die mit einer abnehmenden Konzentrationsfähigkeit einhergeht, sind bei betagten Patienten die renalen Indizes etwas anders zu setzten. So spricht ein Harn-Na unter 70 mmol/l für eine prärenale Olgurie, ein Harn-Na über 70 mmol/l für die ATN [10].

Zusammenfassend sind hinsichtlich des ANV im Rahmen des MOV viele Mediatoren und Mechanismen bekannt, es erscheint jedoch oft unklar, ob es sich um relativ unbedeutende Epiphänomene oder um echte Schlüsselprozesse handelt.

Literatur

1. Arroyo V, Bernardi M, Epstein M, Henriksen JH, Schrier RW, Rodes J (1988) Pathophysiology of ascites and functional renal faiulure in cirrhosis. J Hepatol 6: 239–257
2. Brezis M, Rosen 5, Silva P, Epstein FH (1984) Renal ischemia: a new perspective. Kidney Int 26: 375–383
3. Cameron JS (1986) Acute renal failure in the intensive care unit today. Intensive Care Med 12: 64–70
4. Cavero P, Miller W, Heublein D, Aarhus L, Burnett JC (1990) Endothelin in experimental congestive heart failure. Am J Physiol 259: F312–F317
5. DeNucci G, Thomas R, D'Orleans-Juste P, Antunes E, Walder C, Warner TD, Vane JR (1988) Pressor effects of circulating endothelin are limited by its removal in the pulmonary circulation and by the release of prostacyclin and endothelium-derived relaxing factor. Proc Natl Acad Sci USA 85: 9797–9800
6. Kon V, Badr KF (1991) Biological actions and pathophysiologic significance of endothelin in the kidney. Kidney Int 40: 1–12
7. Lenz K, Hörtnagl H, Druml W, Reither H, Schmid R, Schneeweiss B, Laggner A, Grimm G, Gerbes AL (1991) Ornipressin in the treatment of functional renal failure in decompensated liver cirrhosis. Gastroenterology 101: 1060–1067
8. Lerman A, Edwards BS, Hallett JW, Heublein DM, Sandberg SM, Burnett JC (1991) Circulating and tissue endothelin immunoreactivity in advanced atherosclerosis. N Engl J Med 325: 997–1001
9. Linton AL (1990) Acute renal failure in sepsis. In: Bihari DJ, Neild GH (eds) Acute renal failure in the intensive therapy unit. Springer, Berlin Heidelberg New York Tokyo, pp 181–189
10. Macias JF (1990) Acute renal failure in old age. In: Bihari DJ, Neild GH (eds) Acute renal failure in the intensive therapy unit. Springer, Berlin Heidelberg New York Tokyo, pp 41–44
11. Moore K, Parsons V, Ward P, Williams R (1990) A review of mediators and the hepatorenal syndrome. In: Bihari DJ, Neild GH (eds) Acute renal failure in the intensive therapy unit. Springer, Berlin Heidelberg New York Tokyo, pp 143–155

12. Neild GH (1990) Endothelial and mesangial cell dysfunction in acute renal failure. In: Bihari DJ, Neild GH (eds) Acute renal failure in the intensive therapy unit. Springer, Berlin Heidelberg New York Tokyo, pp 77–89
13. Noone P (1990) Acute renal failure and sepsis: a microbiologists view. In: Bihari DJ, Neild GH (eds) Acute renal failure in the intensive therapy unit. Springer, Berlin Heidelberg New York Tokyo, pp 23–33
14. Pittet JF, Morel DR, Hemsen A, Gunning K, Lacroix JS, Suter PM, Lundberg JM (1991) Elevated plasma endothelin-1 concentrations are associated with the severity of illness in patients with sepsis. Ann Surg 213: 261–264
15. Sugiura M, Inagami T, Xon V (1989) Endotoxin stimulates endothelin-release in vivo and in vitro as determined by radioimmunoassay. Biochem Biophys Res Commun 161: 1220–1227
16. Weitzberg E, Lundberg JM, Rudehill A (1991) Elevated plasma levels of endothelin in patients with sepsis syndrome. Circ Shock 33: 222–227

Korrespondenz: Univ.-Doz. Dr. Ch. Leithner, Universitätsklinik für Innere Medizin I, Intensivstation, Währinger Gürtel 18–20, A-1090 Wien, Österreich

Das Splanchnikusgebiet im Rahmen des Multiorganversagens

W. Hasibeder[1], M. Haisjackl[1], C. Schwarz[2], H. Sparr[1], R. Germann[1]
und B. Friesenecker[1]

[1] Universitätsklinik für Anaesthesie und Allgemeine Intensivmedizin, Innsbruck,
und [2] Abteilung für Herz und Thoraxchirurgie, AÖ-KH Wels, Österreich

Einleitung

Der Begriff „Multiorganversagen" (MOF) wurde erstmals 1977 von Eiseman für das in den späten 60er Jahren beschriebene Krankheitsbild des multiplen, progredienten und/oder sequentiellen Versagens von Organen eingeführt [1]. In den 80er Jahren wurde dieser Begriff durch den des „multiple systems organ failure" (MSOF) ersetzt [2]. Dieser Terminus erschien in Anbetracht des Versagens der gesamten Homöostase im Rahmen dieses Krankheitsbildes als zutreffender.

Dem Splanchnikusgebiet wird bei der Entstehung und/oder Unterhaltung des MSOF eine entscheidende Bedeutung eingeräumt [3, 4]. In dieser Arbeit werden einige Aspekte der Beziehung des Syndromes des MSOF mit dem Splanchnikusstromgebiet näher beleuchtet.

Das Splanchnikusgebiet als Zielorgan des MSOF

Der Darm, insbesondere die obersten Anteile der Schleimhautzotten, gelten nach heutigem Wissen als besonders hypoxiegefährdet. Eine Erklärung liegt in deren Gefäßarchitektur. Die enge Nachbarschaft zwischen zentraler Zottenarteriole und dem im Gegenstrom verlaufenden Kapillarnetz bedingt Sauerstoffverlust durch Sauerstoff-Shuntdiffusion [5,6]. Die Folge ist eine Abnahme des Gewebesauerstoffpartialdruckes von der Zottenbasis zur Zottenspitze [7]. Ein weiterer, die Sauerstoffversorgung der Schleimhaut einschränkender Faktor ist das Phänomen der Phasenseparation. Erythrozyten bewegen sich in Gefäßen im schnellen axialen Blutstrom. Dies führt gefäßwandnahe zu einer relativ zellarmen Flüssigkeitsschicht. An Gefäßaufzweigungen kann es dadurch zu beträchtlichen Hämatokritunterschieden kommen [8]. In der Mukosa entspringen die Darmzottenarteriolen nahezu rechtwinklig aus dem submukösen arteriellen Plexussystem [9]. Der Hämatokrit in den Zottengefäßen ist wesentlich niedriger als in den Gefäßen der Submukosa und der Muskularis [9]. Die Folge ist eine unter physiologischen Bedingungen bereits erniedrigte Sauerstofftransportkapazität in den Darmzotten.

Das Syndrom des MSOF beruht auf einem komplexen Wechselspiel zwischen auslösenden Noxen, z. B. Ischämie, Hypoxie, Bakterien und deren Toxinen und organismusspezifischen Abwehrmechanismen. Im Rahmen dieses Wechselspieles kommt es zu einer progredienten Schädigung der mikrozirkulatorischen Endstrombahn. Daraus resultiert zunehmende Organdysfunktion bis hin zum Funktionsverlust. Darüberhinaus ist auch ein metabolischer Defekt des Zellstoffwechsels nicht auszuschließen [10, 11].

Das Splanchnikusgebiet ist im Rahmen des MSOF meist mitbeteiligt. Als Ausdruck einer eingeschränkten Organfunktion ist ein paralytischer Ileus oder Subileus beim Intensivpatienten im floriden Multiorganversagen die Regel. Enterale Ernährung wird nicht oder nur schlecht toleriert, große Refluxmengen sind häufig. Die Darmschlingen sind gebläht, in den abhängigen Arealen mit reichlich Flüssigkeit gefüllt. Das Abdomen nimmt im Querschnitt häufig eine ovale Form mit ausladenden, ödematösen Flanken an. Mikroskopisch findet sich als Ausdruck einer gestörten Absorptionsfunktion eine Abnahme der Höhe und der Zahl der Darmzotten [12]. Normalerweise stellt die Schleimhaut des Gastrointestinaltraktes zusammen mit ihrem lymphatischen Gewebe eine effektive Barriere gegen im Lumen vorhandene Bakterien und deren Produkte dar. Diese Barriere wird durch intakte tight-junctions zwischen Epithelzellen, spezifische epitheliale IgA-Antikörper, sowie die lokale zelluläre Immunabwehr aufrechterhalten. Diese Barrierefunktion ist beim Intensivpatienten häufig gestört [13]. Hypovolämie führt durch Sauerstoffmangelversorgung zur direkten Schädigung des Darmschleimhautepithels und zu einer verstärkten Durchlässigkeit für Curare [14]. Außerdem kommt es zum Öffnen der tight-junctions zwischen den Epithelzellen [15]. Beides, der Verlust sowohl der absorptiven Darmfunktion als auch der Barrierefunktion im Rahmen des MSOF sind letztlich Ausdruck einer zunehmenden Störung der Mikrozirkulation des Organes.

Welche Faktoren sind für die zunehmende Schädigung der terminalen Strombahn des Splanchnikusgebietes verantwortlich ?

Erhöhter Sympathikotonus im Rahmen von Hypovolämie und Stress führen zu einer Abnahme der Splanchnikusdurchblutung [16]. Allerdings zeigt die Vasokonstriktion durch Sympathikusstimulierung in der Darmschleimhaut bereits nach kurzer Zeit ein „Autoregulatorisches Escapephänomen" [17]. Weitaus potentere und länger wirksame Vasokonstriktoren sind das Renin/Angiotensin System und Vasopressin [18]. Ein progredienter Anstieg von Angiotensin II ist die Ursache für eine zunehmende Splanchnikusischämie während nicht pulsatiler Pumpenperfusion im Rahmen herzchirurgischer Eingriffe und bei schwerer Herzinsuffizienz [19, 20]. Leberdysfunktion, Darmdysfunktion und Pankreatitis können die Folge sein [21, 22, 23].

Im Rahmen einer Sepsis können bakterielle Lipopolysaccharide (LPS) das Gerinnungssystem über Aktivierung des Hagemanfaktors in Gang setzen [24]. Cytokine, wie z. B. der Tumor Nekrosis Faktor (TNF) setzen an Gefäßendothelzellen Prokoagulantaktivität frei und aktivieren Thrombozyten; Leukozytenadhäsionsmoleküle werden sowohl an Endothelzellen wie auch an Leukozyten exprimiert [25, 26]. Aktivierung des Kinin- und des Komplementsystemes führt zu einer Vasodilatation, Blutströmungsverlangsamung und Gefäßpermeabilitätserhöhung [27]. Aktivierung von Phospholipase A z. B. durch Cytokine resultiert in der Produktion von Arachidonsäuremetaboliten, die teilweise vasoaktiv, gefäßpermeabilitätserhöhend und als chemotaktische Substanzen wirken [28, 29]. Reperfusion führt zur Bildung von z. T. hochreaktiven Sauerstoffradikalen, die mit Zellmembranbestandteilen, Struktur- und Funktionsproteinen, sowie Ribonukleinsäuren reagieren, diese schädigen oder inaktivieren [30]. All diese pathophysiologischen Abläufe führen zu zunehmender inhomogener Gewebeperfusion. Kapillaren werden mechanisch durch Fibrin-, Thrombozyten-, und Leukozytenaggregate oder ödematöse Gefäßendothelzellen verschlossen. Vasodilatierte Stromgebiete existieren neben vasokonstringierten, sodaß zusätzlich Verteilungsstörungen im Rahmen von Steel Phänomenen auftreten.

Das Splanchnikusgebiet als Motor des Multiorganversagens

In Mensch und Tier findet man eine bakterielle Besiedelung der Haut und Schleimhäute mit den größten Keimkonzentrationen im Intestinaltrakt. Es ist daher nicht verwunderlich, daß diesem Organ große Bedeutung als mögliche Eintrittspforte von potentiell pathogenen Keimen geschenkt wird [31, 32]. Normalerwiese ist der obere Gastrointestinaltrakt (GI) steril, der untere vorwiegend von anaerober Mikroflora besiedelt. Beim kritisch Kranken kommt es zu drastischen Veränderungen dieser physiologischen Verhältnisse. Begünstigt durch Stressulkusprophylaxe mit Antacida und H2-Rezeptorblockern wird der obere GI-Trakt ausgehend vom Nasopharynx mit Keimen besiedelt. Pneumonien beim beatmeten Patienten entstehen häufig durch Erreger dieses Reservoirs [33]. In einem chirurgischen intensivmedizinischen Patientengut waren Candida albicans, Pseudomonas aeruginosa, Staphylokokkus epidermidis und Enterokokken die dort vorherrschenden Keime [34, 35]. Patienten mit dieser Flora hatten, gegenüber solchen mit sterilem oberen GI-Trakt eine erhöhte Mortalität, häufiger Pneumonien und entwickelten häufiger ein MSOF.

Die Kolonisation des Dünn- und Dickdarmes mit gramnegativen Keimen und das Zurückdrängen der normalen, anaeroben Flora ist ein weiteres intensivmedizinisches Problem. Vor allem diesen Veränderungen des Darmmilieus wird zusammen mit Störung der Schleimhautbarriere eine Schrittmacherbedeutung bei der Entstehung und/oder Unterhaltung des MSOF zugeschrieben. Der Darm fungiert als pathogenes Keim- und Toxinreservoir, aus dem intermittierend oder kontinuierlich Bakterien und/oder deren Toxine in den Kreislauf eintreten und einen generalisierten Entzündungsprozess auslösen oder unterhalten. In 123 Fällen von Enterokokken-Bakteriämie konnte bei 48 Patienten kein eindeutiger Infektionsherd nachgewiesen werden [36]. Die Autoren spekulierten, daß in diesem Patientengut der GI-Trakt als Fokus diente. Die Mortalität der Patienten mit Bakteriämie aber ohne definierten Fokus lag bei 67%. Bei 10 von 42 Patienten konnten aus mesenterialen Lymphknotengewebe gramnegative Bakterien, hauptsächlich E. coli während Laparotomien gezüchtet werden. Alle diese Patienten hatten intestinale Zirkulationsstörungen auf Grund einer Darmobstruktion. Keiner zeigte Darmnekrosen [31]. Bei 311 Patienten mit septischem Schock wurde, während des Schockes bei allen Endotoxin im Blut nachgewiesen [37]. Endotoxin-Serien-

Untersuchungen bei septischen Patienten zeigten, daß persistierender oder wiederholter Endotoxinnachweis mit erhöhter Mortalität korrelierten [37]. In einem Peritonitismodell an der Ratte konnte gezeigt werden, daß unter Bedingungen einer schweren intraabdominellen Infektion Endotoxin im Pfortaderblut, Ductus thoracicus und arteriellem Blut nachweisbar wird [38]. Das retikuloendotheliale System der Leber und das Makrophagensystem der Lunge sind bei wiederholter Endotoxinämie anscheinend nicht mehr in der Lage ein „Überschwappen" von Endotoxin in die systemische Zirkulation zu verhindern.

Die Technik der selektiven Darmdekontamination (SDD) beruht auf der Installation von nicht absorbierbaren Antibiotika in den GI-Trakt. Dies hat eine Elimination oder deutliche Reduktion der Zahl aerober, gramnegativer Bakterien und Pilze im Darmlumen zur Folge. Die erste Anwendung von SDD bei Risikopatienten wurde 1984 berichtet [39]. Eine 5-fache Reduktion der Anzahl nosokomialer Infektionen wurde erzielt. Dennoch konnte bis heute bei keiner SDD-Studie eine drastische Senkung der Mortalität bei Intensivpatienten nachgewiesen werden [39, 40]. Patienten mit Verbrennungen von im Durchschnitt 39% der Körperoberfläche zeigten eine 4-fache Erhöhung der Laktulose-Resorption aus dem Darmlumen als Ausdruck einer erhöhten intestinalen Permeabilität [13]. Reiner dieser Patienten hatte gegenüber gesunden Kontrollpersonen erhöhte Endotoxinspiegel im Blut.

In den späten 70er Jahren wurde von Polk und Shilds eine explorative Laparotomie bei sich entwickelndem MSOF im Rahmen einer Sepsis unklarer Ätiologie empfohlen [41]. Diese Autoren sowie andere berichteten über undrainierte intraabdominelle Abszesse in bis über 50% der Fälle. Mit zunehmender Verbreitung von Computertomographie und sonographischen Untersuchungsmethoden ist die Zahl unentdeckter, intraabdomineller Infektionsherde abgesunken. Zunehmend lassen sich daher bei Patienten mit MSOF im Rahmen einer explorativen Laparotomie keine intraabdominellen Infektionsquellen nachweisen [42]. Außerdem wurde selbst nach erfolgreicher Drainage eines Infektionsherdes ein unverändertes Weiterbestehen des Syndromes beschrieben [43]. Meakins berichtet, daß in 15 im MSOF verstorbenen Patienten die Autopsie nur 4 unerkannte Infektionen (2 Pneumonien, 2 intraabdominelle Infektionen) aufdeckte [44].

Schlußfolgerungen

Das Splanchnikusgebiet ist ein beim MSOF häufig betroffenes Organsystem. Sein Versagen ist von hoher Morbidität und Mortalität begleitet. Die ätiologische Bedeutung des Splanchnikusgebietes als Motor des MSOF bei Intensivpatienten erscheint den Autoren aber nach wie vor nicht exakt geklärt. Es ist sicher, daß das MSOF im Anfangsstadium durch verschiedene Noxen, wie z. B. Ischämie, Infektionen und Toxinämien in Gang gesetzt wird. Es besteht aber die Möglichkeit, daß der Krankheitsprozess im weiteren Verlauf eine unbeeinflußbare Eigendynamik entwickelt, die keiner weiteren Noxe mehr bedarf. Dieser „maligne generalisierte Entzündungsprozeß" kann selbständig zum Stillstand kommen, oder durch progredientes Fortschreiten den Tod des Patienten herbeiführen.

Literatur

1. Eiseman B, Beart R, Norton L (1977) Multiple organ failure. Surg Gynecol Obstet 144: 323–326
2. Border JR, Chenier R, McMenamy R (1976) Multiple systems organ failure: muscle fuel deficit with visceral protein malnutrition. Surg Clin North Am 56: 1147–1169
3. Rush BF, Sori AJ, Murphy TF, Smith S, Flanagan JJ, Machiedo GW (1988) Endotoxemia and bacteremia during hemorrhagic shock. The link between trauma and sepsis? Ann Surg 207: 549–554
4. Fiddian-Green RG (1988) Splanchnic ischemia and multiple organ failure in the critically ill. Ann R Coll Surg Engl 70: 128–134
5. Rampp M, Lundgren O, Nilsson NJ (1968) Extravascular shunting of oxygen in the small intestine of the cat. Acta Physiol Scand 72: 396–403
6. Hallbäck DA, Hulten L, Jodal M, Lindhagen J, Lundgren O (1978) Evidence for the existence of a countercurrent exchanger in the small intestine in man. Gatroenterology 74: 683–690
7. Bohlen HG (1980) Intestinal tissue Po2 and microvascular responses during glucose exposure. Am J Physiol 238: H164–H171
8. Pries AR, Secomb TW, Gaethgens P, Gross JF (1990) Blood flow in microvascular networks. Experiments and simulations. Circ Res 67: 826–834
9. Jodal M, Lundgren O (1970) Plasma skimming in the intestinal tract. Acta Physiol Scand 80: 50–60
10. Mela L, Miller LD, Diaco JF, Sugerman HJ (1979) Effect of E. coli endotoxin on mitochondrial energy-linked functions. Surgery 68: 541–549
11. Cerra FB (1986) Hypermetabolism, organ failure and metabolic support. Surgery 101: 1–13
12. Falk A, Redfors H, Myrvold H, Haglund U (1985) Small intestinal mucosal lesions in feline septic shock: a study on the pathogenesis. Circ Shock 17: 327–337

13. Deitch EA (1990) Intestinal permeability is increased in burn patients shortly after injury. Surgery 107: 411–416
14. Bounous G, McArdle AH, Hodges DM (1966) Biosynthesis of intestinal mucin in shock: relation to tryptic hemorrhagic enteritis and permeability to curare. Ann Surg 164: 13–22
15. Rhodes RS, DePalma RG, Robinson AV (1973) Intestinal barrier function in hemorrhagic shock. J Surg Res 14: 305–312
16. Granger DN, Richardson PDI, Kvietys PR, Mortillaro NA (1980) Intestinal blood flow. Gastroenterology 78: 837–863
17. Hulten L, Lindhagen J, Lundgren O (1977) Sympathetic nervous control of intramural bloodflow in the feline and human intestines. Gastroenterology 72: 41–48
18. Gershon MD, Erde SM (1981) The nervous system of the gut. Gastroenterology 80: 1571–1594
19. Taylor KM, Casals JG, Brown JJ (1980) Hemodynamic effects of SQ14225 after cardiopulmonary bypass. Cardiovasc Res 14: 199–205
20. Bailey RW, Bulkley GB, Hamilton SR, Morris JB (1987) Protection of the small intestine from nonocclusive mesenteric ischemic injury due to cardiogenic shock. Am J Surg 153: 108–116
21. Collins JD, Bassendine MF, Ferner R (1983) Incidence and prognostic importance of jaundice after cardiopulmonary bypass surgery. Lancet i: 1119–1122
22. Feiner H (1976) Pancreatitis after cardiac surgery. Am J Surg 131: 684–688
23. Aranha GV, Pickleman J, Pifarre R, Scanlon PJ, Gunnar RM (1984) The reasons for gastrointestinal consultation after cardiac surgery. Am Surg 50: 301–304
24. Beutler B, Cerami A (1987) Chachektin: more than a tumor necrosis factor. N Engl J Med 317: 653–655
25. Bevilacqua MP, Pober JS, Majeau GR (1986) Recombinant tumor necrosis factor induces procoagulant activity in cultured human vascular endothelium: characterisation and comparison with with the actions of interleukin-1. Proc Natl Acad Sci USA 83: 4533–4543
26. Carlos TM, Harlan JM (1990) Membrane proteins involved in phagocyte adherence to endothelium. Immunol Rev 114: 5–28
27. Aasen AO, Smith-Erichsen N, Amundsen E (1983) Plasma kallikrein-kinin system in septicemia. Arch Surg 118: 343–346
28. Kettleburt IC, Fiers W, Goldber AL (1987) The toxic effects of tumor necrosis factor in vivo and their prevention by cyclooxygenase inhibitors. Proc Natl Acad Sci USA 84: 4273–4278
29. Lefer AM (1985) Eicosanoids as mediators of ischemia and shock. Fed Proc 44: 275–280
30. Granger DN, Hollwarth ME, Parks DA (1986) Ischemia-reperfusion injury: role of oxygen derived free radicals. Acta Physiol Scand 548: 47–63
31. Deitch EA (1989) Simple intestinal obstruction causes bacterial translocation in man. Arch Surg 124: 699–701
32. Jones WG, Minei JP, Barber AE, Rayburn JL, Fahey TJ, Shires GT (1990) Bacterial translocation and intestinal atrophy after thermal injury and burn wound sepsis. Ann Surg 211: 399–405

33. Drisk MR, Craven DE, Celli BR (1987) Nosocomial pneumonia in intubated patients given sucralfate as compared with antacids or histamine typ 2 blockers. N Engl J Med 317: 1376–1382
34. Marshall JC, Christou NV, De Santis M (1988) Proximal gastrointestinal flora and systemic infections in the critically ill surgical patient. Surg Forum 38: 89–90
35. Marshall JC, Christou NV, Horn R (1988) The microbiology of multiple organ failure: the proximal GI-tract as a reservoir of pathogens. Arch Surg 123: 309–315
36. Garrison RN, Fry DE, Berberich S (1982) Enterococcal bacteremia: clinical implications and determinants of death. Ann Surg 196: 43–47
37. McCartney AC, Banks JG, Clements GB, Sleigh JD, Tehrani M, Ledingham I (1983) Endotoxinaemia in septic shock: clinical and post mortem correlations. Int Care Med 9: 117–122
38. Olofsson P, Nylauder G, Olsson P (1986) Endotoxin: routes of transport in experimental peritonitis. Am J Surg 151: 443–446
39. Stoutenbeek CP, van Saene HKF, Miranda DR, Zandstra DF (1984) The effect of selective decontamination of the digestive tract on colonisation and infection in multiple trauma patients. Int Care Med 10: 185–192
40. Hartenauer U, Thülig B, Diemer W, Lawin P, Fegeler W, Rehrel R, Ritzerfeld W (1991) Effect of selective flora suppression on colonization, infection, and mortality in critically ill patients: a one-year, prospective consecutive study. Crit Care Med 19: 463–473
41. Polk HC, Shields CL (1977) Remote organ failure: a valid sign of occult intra-abdominal infection. Surgery 81: 310–312
42. Hindsdale JG, Jaffe BM (1984) Re-operation for intraabdominal sepsis: indications and results in modern critical care settings. Am Surg 199: 31–36
43. Norton LW (1985) Does drainage of intraabdominal pus reverse multiple organ failure? Am J Surg 149: 347–350
44. Meakins JL, Marshall JC (1989) The gut as the motor of multiple system organ failure. In: Marston A, Bulkley GB, Fiddian-Green RG, Haglund UH (eds) Splanchnic ischemia and multiple organ failure, 1st edn. Arnold E, London Melbourne Auckland, pp 339–348

Korrespondenz: Dr. W. Hasibeder, Universitätsklinik für Anaesthesie und Allgemeine Intensivmedizin, Anichstraße 35, A-6020 Innsbruck, Österreich

Überwachung von Patienten mit Multiorganversagen

Patientendatenmanagementsystem auf Workstation-Basis zur Unterstützung der Überwachung und Dokumentation von Intensivpatienten

H. Vedovelli, K. Lenz und H. Klink

Intensivstation, Medizinische Klinik IV, AKH, Wien, Österreich

Einleitung

Patienten mit Multiorganversagen erfordern eine intensive, 24-stündige Organfunktionsüberwachung und Protokollierung. Während nun die Intensivmedizin, was die Überwachung betrifft, großteils auf dem letzten Stand der Technik ist, stellt sich bei einer Analyse der gängigen Dokumentation heraus, daß diese, meistens noch mit Papier und Bleistift betrieben, in keinem Verhältnis zu Menge und Relevanz der täglich anfallenden Daten steht. So verfügten 1990 weniger als 1% der U.S.-amerikanischen Krankenhäuser über klinisch signifikante EDV-Systeme [1].

Ein Parameter zur Quantifizierung der EDV-Bedürfnisse eines Betriebes ist die Anzahl der Transaktionen, womit das Hinzufügen oder Ändern von Sätzen einer Datenbank gemeint ist. Dieser kann zu einem Vergleich mit anderen, bereits automatisierten Branchen herangezogen werden. So stellte sich heraus, daß die Anzahl der Transaktionen in einem Krankenhaus, das täglich ca. 300 Patienten betreut, mit 500.000 pro Tag etwa jener einer staatlichen Bank mit 180 Filialen entspricht [1].

Eine weitere Aufschlüsselung dieser 500.000 Transaktionen zeigte, daß nur 12% davon auf den meistens bereits automatisieren administrativen Bereich entfielen, daß aber 60% von den datenintensiven

Bereichen Intensivstation, OP und Labor kamen. Mit anderen Worten: ein EDV-System, welches speziell auf Intensiv- und OP-Bedürfnisse zugeschnitten ist und mit dem Labor kommuniziert, deckt bereits einen Großteil der in einem Krankenhaus anfallenden Transaktionen ab. Gemäß seiner Funktionalität wird ein solches System als Patienten-daten-Managementsystem (PDMS) bezeichnet.

Anforderungen

Die Anforderungen an ein PDMS für den intensivmedizinischen Bereich sind im Arbeitspapier 465/a der Firma VAMED (VÖEST Alpine Medizintechnik) vom 2. 5. 1991 zusammengefaßt [2].

Folgende Punke werden dabei für den Einsatz im Allgemeinen Krankenhaus (AKH) Wien gefordert:

- Automatische Übernahme möglichst sämtlicher gemessener Vitalparameter in das PDM-System
- Übersichtliche Ergebnispräsentation
- Ausdruck von übersichtlichen Listen
- Automatische Integration von Patientenstammdaten aus dem Krankenhausinformationssystem (KIS)
- Datenverdichtung der im Intensivbereich gewonnenen Daten in Richtung KIS und in Richtung Wissenschaftliches Informationssystem (IMC)
- Offenheit des Systems in Bezug auf Integration neuer medizintechnischer Systeme und neuer Untersuchungsmethoden
- Möglichkeit zur Integration von Untersuchungsmethoden, die nicht Standards sind
- Datensicherung und Systemausfallssicherheit
- Kontinuität der Überwachung bei Verlegung
- Vorabinformation bzw. on line Datenübermittlung an die übernehmende Station (z. B. OP an Intensivstation)
- Bedienerfreundlichkeit
- Hygienestandard (Tastatur)

Hardwarekonfiguration

Ein Computersystem, das den oben angeführten Anforderungen gerecht wird, ist ein Netzwerk aus Workstations. In den Monaten Juli bis

September 1991 wurden an 3 internistischen Intensivstationen im Neuen AKH je ein System CareVue 9000 der Firma Hewlett-Packard installiert.

Kernstück der CareVue 9000-Hardware bilden 2 Hochleistungs-Workstations vom Typ Apollo/Series 400 (basierend auf Motorola Prozessor 68030, 50 MHz (MegaHertz) Taktfrequenz, 24 MB (Mega-Byte) RAM (Random Access Memory, Arbeitsspeicher), 12 MIPS (= Millions Instructions per Second), zusätzlich ausgestattet mit dem Coprozessor 68882 mit je 1.2 GB (GigaByte) Plattenspeicher. Diese befinden sich als Primär- und Sekundär-Server in einem 24-Stunden-Betrieb, wobei die Patientendatenbank kontinuierlich vom Primär- auf den Sekundär-Server übetragen und auf Synchronizität überprüft wird. Dadurch kann eine ununterbrochene Speicherung sowie ein ungestörter Betrieb auch bei Ausfall einer der beiden Server gewähr-leistet werden. Weiters sind die beiden Server, zum Schutz vor Stromausfall, über zwei sogenannte UPS (= Uninterruptable Power Supply) an das Stromnetz angebunden. Diese stellen im Bedarfsfall eine Stromversorgung bis zum Einsetzen des Notstromaggregates des Hauses sicher.

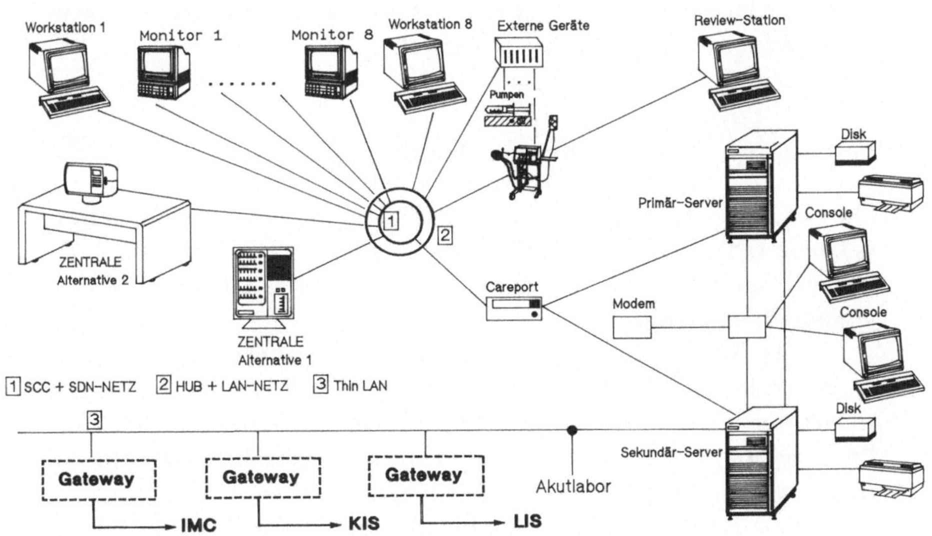

Abb. 1. Patientendatenmanagementsystem CareVue 9000 (Hardwarekonfiguration)

Bettseitig sind die sog. „Workstations" (Arbeitsstationen) im Einsatz. Die Anbindung der Workstations an die beiden Server erfolgt über ein Nahbreichsnetzwerk (= LAN, Local Area Network), entsprechend dem LAN Standard IEEE 802.3. Dabei kann ein Serverpaar bis zu 26 Workstations versorgen. Im Falle der Intensivstationen der Kliniken für Innere Medizin I, II & IV mit jeweils 8 Intensivbetten besteht das Netz aus 8 bettseitigen Workstations sowie einer zentralen am Schwesternstützpunkt. Die „diskless" (ohne Festplatte!) Workstations entsprechen im Aufbau im wesentlichen den Fileservern bis auf den kleineren Arbeitsspeicher (hier 16 MB) und die fehlende Festplatte. Als Ein- und Ausgabemedium und somit wesentlichste Benutzerschnittstelle sind die Workstations mit Tastatur, Trackball sowie einem hochauflösender 16 Zoll-Farbbildschirm (am Schwesternstützpunkt: 19 Zoll) ausgerüstet.

Die Einbindung externer Geräte erfolgt hauptsächlich über die Fileserver. So gelangen z. B. die Daten vom SDN-Netz des Monitoring-Systems über einen Schnittstellenrechner („Careport") in die Server und werden dort den einzelnen Betten zugeteilt. Ähnliches gilt für die Anbindung anderer stationsseitiger Geräte. Außerhalb der Station erhobene Daten (vor allem vom Labor) gelangen über das AKH-Netzwerk zu den Fileservern.

Weiters an die Fileserver angeschlossen sind: je ein Laserdrucker vom Typ Hewlett Packard Laserjet IIID für das gedruckte Krankenblatt und je eine Konsole zur Systempflege.

Software Architektur

Die CareVue 9000 Software basiert auf mehreren Industrie-Standards, wodurch Offenheit des Systems gegenüber neuen Technologien sowie in der Kommunikation mit anderen Systemen im Krankenhausbereich gewährleistet werden soll.

So ist das Betriebssystem, das der CareVue 9000-Applikation zugrunde liegt, HP-UNIX, ein Industriestandard, der einen zuverlässigen multi-user/multi-tasking Betrieb (mehrere Benutzer/mehrere Prozesse zur selben Zeit am selben Rechner/System)mit extrem kurzen Antwortzeiten gewährleistet.

Ebenfalls als Standard gilt die Benutzeroberfläche X-Windows mit den Merkmalen Fenstertechnik und Maus-/Trackball-Steuerung.

Die Patientendatenbank ist eine relationale Datenbank (das heißt, die Elemente der Datenbank sind durch Bezüge miteinander „verknüpt") und folgt dem SQL (= Standard Query Language), dem Standard für Datenbankabfragesprachen.

Auf der Kommunikationsebene unterstützt CareVue 9000 das HL-7 (= Health Industry Level 7)-Protokoll. Es handelt sich hierbei um ein standardisiertes Kommunikationsprotokoll auf höchster Ebene für die serielle RS-232-Schnittstelle, welches speziell auf Krankenhaus-EDV-Systeme zugeschnitten ist.

Patientendatenmanagement

Aufgabe des Patientendatenmanagements ist es, Daten aus verschiedenen Quellen zu sammeln, übersichtlich zu präsentieren und in einer gemeinsamen Datenbank zu speichern.

Dateneingabe und -übernahme

Vorrangiges Ziel eines Patientendatenmanagementsysems ist es, eine Arbeitserleichterung für das Krankenhauspersonal durch Entlastung von überflüssiger Schreibarbeit zu schaffen.

Dies wird ermöglicht durch eine on-line-Übernahme von Daten aus den verschiedensten Quellen, wie Akutlabor, Routinelaboratorien, stationseigene Laborgeräte, bettseitiger Monitor, Respirator, Infusionspumpen usw.

Handelt es sich hierbei um Einzelmessungen, die auch längere Zeit zurückliegen können (typischerweise Laborwerte), wird bei deren Eintreffen der Benutzer zunächst durch eine Bildschirmmeldung darauf aufmerksam gemacht, bevor die automatische Abspeicherung in das Krankenblatt erfolgt.

Etwas anders gestaltet sich die Übernahme von kontinuierlich gemessenen Werten (Monitor, Respirator): diese werden im 1- oder 5-Minutentakt empfangen und stehen für die jeweils letzten 12 Stunden in einem Datenpuffer zur Verfügung. Eine Übernahme in das Krankenblatt erfolgt selektiv durch den Benutzer für ausgewählte Zeitpunkte.

Prinzipiell gilt für jeden on-line erhobenen Wert, daß er manuell noch korrigiert, bzw. alternativ überhaupt manuell eingegeben werden kann.

Für off-line einzugebende Daten, die zumeist aus nicht numerischen Werten bestehen, wie z. B. das Pflegeprotokoll, gilt in erster Linie, daß der Eingabeprozeß möglichst komfortabel zu gestalten ist. Dafür sind nun wiederum mehrere Möglichkeiten, die das System bietet, auszuschöpfen:

1. Der Inbetriebnahme des Systems geht die sogenannte Implementationsphase voraus, an der das Personal wesentlich mitbeteiligt ist. Diese beinhaltet eine Transferierung des herkömmlichen papiergestützten Systems auf eine EDV-Grundlage. Eine Strukturierung des einzugebendes Textes in Auswahllisten, welche dann in der Anwendung über den Trackball bedient werden, bewirkt zweierlei: einerseits ist diese Form der Dateneingabe rascher und effizienter als über die Tastatur, und andererseits kann dadurch eine Konstanz der Dokumentierung erreicht werden, die eine spätere Reproduzierbarkeit, sei es für wissenschaftliche Studien, Qualitätskontrollen, Messung des Arbeitsaufwandes usw., wesentlich erleichtert, wenn nicht gar erst ermöglicht. Gleich anzumerken sei an diesem Punkt, daß es trotz dieser Strukturierung weiterhin die Möglichkeit der freien, individuellen Texteingabe gibt.

2. Der Wert von Parametern, die zwar laufend protokolliert werden, die sich aber selten ändern (z. B. Katheter-Zugangsweg, -Typ), wird vom System automatisch beibehalten, sodaß eine neuerliche Eingabe erst bei einer Änderung erforderlich wird. Für welche Parameter dies nun gelten soll, ist nicht vorgeschrieben und wird ebenfalls in der Implementationsphase entschieden.

3. Es ist jederzeit möglich, das Krankenblatt eines Patienten von einer anderen als der eigenen bettseitigen Workstation aufzurufen und zu bearbeiten – es ist somit „überall" verfügbar.

Präsentation

Der Schwerpunkt in der Präsentation des Krankenblattes liegt in der zeitlichen Vergleichbarkeit unterschiedlich erhobener Daten: alle Werte werden in einem Zeitraster präsentiert, welches als Spaltenüberschrift den jeweiligen Zeitpunkt und als Zeilenbenennung die Bezeichnung des erhobenen Meßwertes beinhaltet. Die Zeilen sind wiederum in Gruppen und Untergruppen unterteilt, welche in beliebiger Kombination betrachtet werden können. Zusätzliche Übersichtlichkeit bietet die Gruppe „Schnellübersicht", ein Summarium der wichtigsten Werte aus anderen Datengruppen. (z. B. wichtigste Vitalparameter, Laborwerte, aktuelle Therapie und Bilanz-Teil der Flüssigkeits-bilanz). Weiters können auch graphische Datengruppen konfiguriert werden, in denen Werte aus anderen Gruppen in Form einer Fieberkur-ve dargestellt werden.

Weitere Elemente der Präsentation sind die Wahlmöglichkeit zwischen verschiedenen Zeitskalen, die Verwendung von Symbolen zur Hervorhebung einzelner Werte und von Fenstern zur Anzeige von Hintergrundinformation (Kommentare, Formeln, Korrekturen).

Kalkulation

Zur Beurteilung von Organfunktionen werden im Intensivbereich Daten aus den verschiedensten Quellen herangezogen. Durch die Speicherung der Eingangsparameter für die Formeln in ein und dem-selben System ist es möglich, diese ohne zusätzlichen Aufwand zu berechnen: ist die Parameterliste komplett, wird eine Berechnung automatisch ausgelöst.

Eine Auswahl der im PDMS berechneten Werte ist in Tabelle 1 aufgelistet.

Tabelle 1. Berechnete Werte

Wert	Parameter	Quelle
Hämodynamik:		
CI, SVRI, LVSWI	HZV, MAP, ZVD, HF, PCWP	Monitor
	Körpergröße, Gewicht	off-line
Lungenfunktion:		
Qs/Qt, CaO_2, CcO_2, $AaDO_2$	Hgb, PaO_2, $PmvO_2$, BP, $PaCO_2$	Labor
	SaO_2	Monitor
	$SmvO_2$	$SmvO_2$-Computer
	F_lO_2	Respirator
Nierenfunktion		
C_{Kr}, FE_{Na}	Kr_U, Kr_S, Na_U, Nap	Labor
	Größe, Gewicht, Sammelperiode	off-line
	Harnvolumen	off-line
Flüssigkeitsbilanz		
Einfuhr: Total/Subtotals	Infusionen	Infusomat
	Bypässe	Spritzenpumpen
	Blutersatz, Sondenernährung	off-line
Ausfuhr: Total/Subtotals	Drainagen, Dauerkatheter ...	off-line
Bilanz	Einfuhr, Ausfuhr	

Weiters steht für die Infusionsberechnung der sogenannte Drug-Calculator zur Verfügung. Mit diesem ist es möglich, ausgehend von einer vorkonfigurierten Standarddosierung und der sich daraus bei einer bestimmten Standardkonzentration ergebenden Tropfgeschwindigkeit, verschiedenste Konstellationen von Menge, Volumen, Dosierung und Tropfgeschwindigkeit zu simulieren. Die allgemeine Form der dazu verwendeten Formel lautet dabei:

$$\text{Tropfgeschwindigkeit} = \frac{\text{Dosierung}}{\text{Menge} / \text{Volumen}}$$

Eine Änderung einer der rechts vom Gleichheitszeichen stehenden Werte hat eine Neuberechnung der Tropfgeschwindigkeit zur Folge, während eine Änderung der Tropfgeschwindigkeit eine Neuberechnung der Dosierung bei gleichbleibender Zusammensetzung nach sich zieht.

Die Einheiten obiger Parameter sind bei der Konfiguration des Systems festmzulegen: besonders für die Dosierung gibt es eine Vielzahl von Auswahlmöglichkeiten: diese ergibt sich aus einer Kombination der Menge eines Medikamentes (mg, μg, U, usw.), sowie der Zeiteinheit (min oder h) und optional der Körpergewichtseinheit. In letzterem Falle wird zur Berechnung ein frei wählbares Körpergewicht (Aufnahmsgewicht, Tagesgewicht, postoperatives Gewicht usw.) herangezogen.

Datenaustausch und Archivierung

Ein weiterer wichtiger Punkt ist die Kommunikation des PDMS mit anderen intelligenten Krankenhaussystemen (Abb. 2). Diese soll, außer dem bereits besprochenen Empfang von Meßergebnissen (Labor) folgende Anforderungen abdecken:

- Datenaustausch mit anderen CareVue-Systemen auf Intensivstationen, in Operationssälen und Aufwachräumen. Dabei gibt es neben der Möglichkeit, die Daten bei Transferierung des Patienten physisch mitzutransferieren, auch die Option, Patientendaten anderer Systeme mittels einer Nur-Lesen-Funktion zu betrachten.

- Austausch von Patientenstammdaten mit dem Krankenhausinformationssystem (KIS) bei Aufnahme und Entlassung bzw. Transferierung des Patienten.

– Selektive Übermittlung wissenschaftlich relevanter Patientendaten in den Großrechner des Institutes für Medizinische Computer-
wissenschaften (IMC) zur Studienauswertung mit der dort vorhandenen Statistiksoftware.

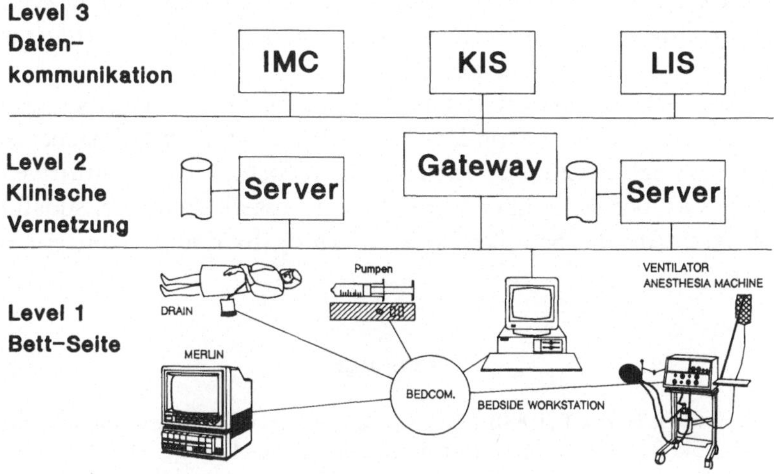

Abb. 2. AKH – Klinische Vernetzung (Grobkonzept)

Die Archivierung der Daten ist kein integrierter Bestandteil des
Systems. Ein Patientenprotokoll wird zwar nach Entlassung des Patienten, abhängig vom durchschnittlichen Umfang aller Krankengeschichten, noch ungefähr 3 Monate auf der Festplatte behalten und
kann in diesem Zeitraum auch noch betrachtet werden, dann wird aber
Platz gemacht für neue Patienten. Eine Auslagerung der Daten muß
daher kontinuierlich erfolgen. Die gegenwärtig diskutierte Variante
sieht dafür einen leistungsstarken PC (Personal Computer) vor, der an
das CareVue-Netz angeschlossen wird und mitels eines zum CareVue
gehörigen Export-Tools die Patientendaten kontinuierlich aufnimmt.
Diese sollen dann auf Optischen Platten abgelegt werden.

Konklusion

Die Verwendung eines Patientendatenmangementsystems soll eine
Entlastung des intensivmedizinischen Personals von der Dokumenta-
tionsarbeit bei einer gleichzeitigen Optimierung der Dokumentation

mit sich bringen. Die dabei frei werdende Zeit kann wiederum für mehr direkte Pflegetätigkeit am Patienten verbracht werden. Eine Studie des LaCrosse Lutheran Hospital/U.S.A. zeigte eine hundertprozentige Zunahme der am Patienten verbrachten Zeit und schreibt dies der Dokumentationsmöglichkeit an der bettseitigen Workstation zu. Gleichzeitig wurde eine Verringerung der für den Schichtwechsel aufgebrachten Zeit um 37% sowie für den allgemeinen Informationsaustausch um 46% festgestellt.

Die Einarbeitsphase wird allgemein als sehr kurz angegeben, wobei die 20 Minuten bis 2 Stunden, die A. Seiver anführt [4], sicher eine untere Grenze darstellen. Tatsache ist jedoch, daß die intuitive X-Windows-Oberfläche über weite Teile selbsterklärend ist, sodaß die effektivste Art der Schulung das „Learning-by-doing"-Konzept sein dürfte.

Literatur

1. Groom D, Harris J (1990) Evaluation and selection of systems for automating clinical operations. Biomed Instrumentation Technol 3: 173–185
2. Perkmann W, et al (1991)EDV-gestütztes Monitoring- und Patientendatennmanagementsystem für den Neubau Wiener Allgemeines Krankenhaus (Universitätskliniken). Intensiv-, Notfall-, OP- und Unfallchirurgischer Bereich – Arbeitspapier 465/a der VAMED (Stand vom 2. 5. 1991)
3. Prakash O (1990) Developement of workstation for realtime monitoring in I.C.U. In: Aochi O, Amaha K, Takeshita H (eds) Intensive and critical care medicine. Elsevier Science Publishers B.V. (Biomedical Division), pp 619–622
4. Seiver A, Comerchero H (1989) Clinical information management in critical care. Intensive Care World 64: 195–201
5. Shabot M, Lobue M, Leyerle B (1990) Automated data collection for outcome prediction and resource management in the intensive care unit. In: Aochi O, Amaha K, Takeshita H (eds) Intensive and critical care medicine. Elsevier Science Publishers B.V. (Biomedical Division), pp 635–638
6. Sikora H, Steinparz FX (1988) Computer & Kommunikation. Telekommunikation, Computervernetzung, Kommunikationsarchitekturen, PC/Host-Kommunikation; Übersicht, Zusammenhänge und Fallstudien. Hanser, München Wien
7. Westerteicher C (1991) Open systems architecture – a key to future data management demands. In: ESCTAIC – second annual meeting (Abstract)

Korrespondenz: Dr. H. Vedovelli, Medizinische Klinik IV, Währinger Gürtel 18–20, A-1090 Wien, Österreich

Gewebesauerstoffversorgung

L. Hannemann und K. Reinhart

Klinik für Anaesthesiologie und operative Intensivmedizin,Universitätsklinikum
Steglitz, Freie Universität Berlin, Bundesrepublik Deutschland

Einleitung

Die physiologische Aufgabe des kardiozirkulatorischen Systems erfüllt
sich in der Versorgung der Gewebe mit Sauerstoff und Substrat und der
Beseitigung von Metaboliten. Dies wurde bereits vor mehr als einhun-
dert Jahren von dem Physiologen Pflüger klar erkannt [1]. Jedoch
gelingt es selbst mit den heute verfügbaren Möglichkeiten nicht ohne
weiteres, bettseitig die Adäquanz der Gewebeoxygenierung kontinuierlich und mit ausreichender Validität einzuschätzen.

Das Sauerstoffangebot resultiert bekanntlich aus dem Produkt von
Herzauswurfvolumen und arteriellem Sauerstoffgehalt. Im Gegensatz
dazu sind die Parameter, die auch heute am häufigsten in der Klinik
gemessen werden, wie der arterielle Blutdruck, die Herzfrequenz, die
Füllungsdrücke, das Herzauswurfvolumen und die arteriellen und
venösen Blutgase lediglich Sekundär- und Tertiärphänomene, die die
Gewebeoxygenierung unzureichend reflektieren [2–4]. Neuere Verfahren wie die NMR-Spektroskopie und die Near Infra-Red-Spektro-
skopie sind einerseits bettseitig nicht routinemäßig anwendbar und
zeigen andererseits die zelluläre Hypoxie erst dann an, wenn die
Kompensationsmechanismen des Organismus erschöpft sind [5–7].
Dies gilt ebenso für die biochemischen Marker der Gewebehypoxie wie
den Blutlaktatspiegel oder die Hypoxantine im Plasma. Für die Klinik
ist ein „Frühwarnsystem" notwendig, das eine drohende Gewebehypoxie rechtzeitig erkennen läßt.

Ursachen für die gestörte Gewebeoxygenierung beim kritisch Kranken

Die zelluläre Sauerstoffversorgung ist beim kritisch Kranken nicht nur durch einen reduzierten konvektiven Sauerstofftransport zum Gewebe beeinträchtigt, sondern auch durch Störungen der Distribution des Herzauswurfvolumens zwischen den Organsystemen. Dadurch kann auf *regionaler* Ebene ein Mißverhältnis zwischen dem *regionalen* O_2-Angebot und O_2-Bedarf entstehen. Es konnte gezeigt werden, daß der Blutfluß in der Hepaticus-Splanchnicus-Region bei Patienten im septischen Schock für den gesteigerten metabolischen Bedarf der Leber bei diesem Krankheitsbild unzureichend ist [8]. Normalerweise unterscheidet sich die O_2-Sättigung in der Lebervene nur marginal von der gemischt-venösen Sauerstoffsättigung, wahrend im septischen Schock die Sättigung in der Lebervene bis zu 20% niedriger gegenüber der gemischt-venösen Sauerstoffsättigung gemessen wird.

Bei Patienten im septischen Schock ist die Gewebeoxygenierung nicht nur durch einen inadäquaten globalen Sauerstofftransport zum Gewebe und eine Maldistribution des Herzauswurfvolumens zwischen den Organsystemen beeinträchtigt, sondern auch durch erheblichen Störungen auf der Ebene des nutritiven mikrozirkulatorischen Blutflusses. Dies kann der Grund dafür sein, daß bei Patienten im septischen Schock ein niedrigerer Sauerstoffpartialdruck im Skelettmuskel gemessen wird im Vergleich mit kardiorespiratorisch insuffizienten Patienten ohne Sepsis. Trotz eines deutlich höheren Sauerstoffangebotes und einer höheren gemischt-venösen Sauerstoffsättigung war der Muskel-PO_2 bei den Patienten im septischen Schock signifikant niedriger im Vergleich zu den Patienten mit kardio-respiratorischer Insuffizienz [4]. Daraus ist zu schließen, daß der Sauerstofftransport zum Gewebe bei Patienten im septischen Schock in keiner Weise mit der Gewebeoxygenierung identisch ist.

Parameter des O_2-Transportes und Gewebeoxygenierung

Beim Intensivpatienten können der Sauerstofftransport (DO_2), der Sauerstoffverbrauch (VO_2) und die globale O_2-Extraktionsrat (O_2 extr ratio) sowie die gemischt-venöse O_2-Sättigung (SvO_2) gemessen oder berechnet werden. Zweifelsohne reflektieren diese Parameter die

Gewebeoxygenierung besser als der Blutdruck, jedoch können sie die Adäquanz des zellulären O_2-Angebotes nicht widerspiegeln [2, 9].

Sauerstofftransport und Gewebeoxygenierung

Der Sauerstofftransport, der aus dem Produkt von Herzauswurfvolumen und arteriellem Sauerstoffgehalt resultiert, ist eine der wesentlichen Determinanten des zellulären Sauerstoffangebotes und kann durch Änderungen der metabolischen Aktivität des Organismus erheblich beeinflußt werden.

Unter physiologischen Bedingungen werden das Herzauswurfvolumen und das O_2-Angebot durch den O_2-Verbrauch determiniert [10]. Auch bei Patienten mit Sepsis bestimmt der VO_2 über einen weiten Bereich sowohl den Sauerstofftransport als auch das Herzauswurfvolumen. Der O_2-Verbrauch wird nur dann vom O_2-Angebot abhängig, wenn dieser nicht weiter gesteigert werden kann, wie dies beispielsweise der Fall ist bei maximaler Arbeit oder bei einer Abnahme des DO_2 unter einen kritischen Wert ($DO_{2\ krit}$) bei Hypoxie, Anämie oder kardiogenem Schock. Unter diesen extremen Bedingungen kann dem metabolischen Bedarf der Zellen nicht länger entsprochen werden, und der Organismus geht eine Sauerstoffschuld ein [11].

Der Sauerstoffverbrauch kann sich während der Intensivtherapie durch einen septischen Schock mit Fieberanstieg, Kältezittern, vermehrte Atemarbeit oder auch in der perioperativen Phase durch Narkose, chirurgisches Trauma, intraoperative Auskühlung, Aufwach- und Aufwärmphase in einem erheblichen Umfang ändern [12]. Deshalb ist es äußerst schwierig, die Adäquanz der Gewebeoxygenierung ohne Wissen des aktuellen metabolischen Bedarfs allein aus den Parametern DO_2 und Herzauswurfvolumen einzuschätzen.

Sauerstoffverbrauch

Die Messung des Sauerstoffverbrauchs erscheint beim kritisch Kranken nützlich, da der VO_2 die metabolische Aktivität des Gesamtorganismus reflektiert. Da der Sauerstoffverbrauch lediglich die aktuelle Sauerstoffaufnahme widerspiegelt, die nicht notwendigerweise identisch mit dem aktuellen Sauerstoffbedarf ist, kann von diesem Globalparameter nicht ohne weiteres auf die Adäquanz des zellulären Sauerstoffangebotes geschlossen werden.

Arterio-venöse Sauerstoffgehaltsdifferenz, O_2-Extraktionsfraktion und gemischt-venöse Sauerstoffsättigung

Ein weiterer wesentlicher physiologischer Mechanismus, mit dessen Hilfe sich der Organismus an Änderungen des Sauerstoffbedarfes adaptiert, ist neben Zunahmen des Sauerstoffangebotes die Zunahme der O_2-Extraktion aus dem Blut. Die arterio-gemischtvenöse Sauerstoffgehaltsdifferenz ($[av]DO_2$), die O_2-Extraktionsrate und die gemischt-venöse Sauerstoffsättigung reflektieren das Ausmaß der Adaptation des Organismus an den aktuellen O_2-Bedarf. Für klinische Belange kann die SvO_2, die $[av]DO_2$ oder die O_2-Extraktion, die die Bestimmung von arteriellen und gemischt-venösen Blutgasanalysen notwendig machen, ersetzen [2]. Analog dem Fick'schen Gesetz [12] korreliert die SvO_2 nicht nur mit der $[av]DO_2$ und der O_2-Extraktion sondern zeigt ebenso Änderungen des Verhältnisses von Gesamtkörper-O_2-Angebot zu Gesamtkörper-O_2-Bedarf ($DO_2/VO_{2\,ratio}$) an. Dies konnte auch in Studien bei Patienten gezeigt werden. Vom klinischen Standpunkt ist es von erheblichem Interesse, welcher Wert der gemischt-venösen Sauerstoffsättigung bereits eine inadäquate Gewebeoxygenierung anzeigt. Cain et al. [14] fanden einen deutlichen Anstieg der Blutlaktatspiegel, wenn der gemischt-venöse PO_2 unter 20 mm Hg absank, was einer SvO_2 unter 40% entspricht. Wir fanden bei Patienten mit ausgedehnten gefäßchirurgischen Eingriffen erhöhte Blutlaktatspiegel, wenn die SvO_2 unter 60% absank. Andererseits sind Patienten mit schwerer chronischer Linksherzinsuffizienz an eine SvO_2 von ungefähr 40% adaptiert, ohne daß sie Zeichen des anaeroben Metabolismus bieten [15].

In der Literatur wird sehr oft die Auffassung vertreten, daß der PvO_2 oder die SvO_2 die Gewebeoxygenierung reflektieren [16]. Diese Auffassung ist aus verschiedenen Gründen unzutreffend. Die SvO_2 reflektiert lediglich die globale Sauerstoffextraktion und wird gemessen, nachdem sich das venöse Blut aller Organe im rechten Herzventrikel gemischt hat. Deshalb können normale oder sogar über der Norm liegende Werte für die SvO_2 eine Gewebehypoxie in einzelnen Organen nicht ausschließen [2, 3]. Aus diesem Grund ist die SvO_2 als Spiegel der Gewebeoxygenierung bei allen Erkrankungen, die auf der Ebene des mikrozirkulatorischen Blutflusses zu Fehlverteilungen mit einer Zunahme des arterio-venösen Shuntings und eine relative Gewebehypoxie führen, erheblich limitiert [3]. Typische Beispiele sind der septische Schock und das ARDS.

Über der Norm liegende Werte für die SvO_2 sind ein häufiger Befund beim hyperdynamen septischen Schock und können mit erhöhten Blutlaktatspiegeln verbunden sein, die eine Gewebehypoxie mit anaerobem Metabolismus belegen. Diese Einschränkungen machen das Monitoring der SvO_2 bei Patienten im septischen Schock oder ARDS nicht sinnlos, da selbst unter diesen Bedingungen Veränderungen der SvO_2 Veränderungen der Relation von O_2-Angebot zu O_2-Bedarf reflektieren. Hinsichtlich der pathologischen Abhängigkeit des Sauerstoffverbrauchs vom Sauerstoffangebot bei diesen Krankheitsbildern ist es von großer Relevanz, das O_2-Angebot zu optimieren [17, 18]. Ein Abfall der gemischt-venösen Sauerstoffsättigung bei Patienten mit hyperdynamem septischen Schock zeigt wegen der hyperbelförmigen Beziehung zwischen SvO_2 und dem Herzauswurfvolumen einen verhältnismäßig starken Abfall des O_2-Angebotes oder des Herzauswurfvolumens an.

O_2-Flux-Test

Eine Methode, die Adäquanz der Gewebeoxygenierung einzuschätzen, besteht darin, das Sauerstoffangebot zu steigern bei gleichzeitiger Messung des globalen Sauerstoffverbrauchs [19]. Ein Anstieg des VO_2 > 10% wird als Verbesserung einer präexistenten unzureichenden Gewebeoxygenierung, d. h. Tilgung einer vorher bestehenden Gewebe-O_2-Schuld, interpretiert [20]. Jedoch sind bestimmte Einschränkungen zu beachten. Zunächst kann es zu spontanen Änderungen des VO_2 durch Änderungen der Körpertemperatur oder durch motorische Unruhe des Patienten kommen, die unbedingt während des Testes verhindert und ausgeschlossen werden müssen. Es müssen kalorigene Effekte der zur Steigerung des DO_2 angewandten Substanzen (z. B. Katecholamine) berücksichtigt werden.

Mit gewissen Einschränkungen kann die Beobachtung der SvO_2 den O_2-Flux-Test möglicherweise ersetzen. Wenn das Sauerstoffangebot zugenommen hat und die SvO_2 konsekutiv um einige Prozente ansteigt, ist es unwahrscheinlich, daß der Anstieg des O_2-Angebotes zu einer relevanten Zunahme des Sauerstoffverbrauchs oder einer Verbesserung der Gewebeoxygenierung beigetragen hat, da offensichtlich der zusätzlich verfügbare Sauerstoff nicht von den Geweben aufgenommen wurde. Das Gegenteil ist der Fall, wenn die SvO_2 nur geringe Veränderungen nach einem deutlichen Anstieg des O_2-Angebotes zeigt.

Schlußfolgerungen

Die am häufigsten gemessenen hämodynamischen Parameter wie Herzfrequenz und arterieller Blutdruck geben uns zweifelsfrei die geringsten Informationen über den konvektiven Sauerstofftransport zum Gewebe und die zelluläre Sauerstoffversorgung. Vor zwei Dekaden eröffnete die Möglichkeit, das Herzauswurfvolumen zu messen und das globale Sauerstoffangebot zu bestimmen, eine neue Ära des hämodynamischen Monitorings. Dies hat dazu geführt, daß das Wissen und Verständnis für die Physiologie des kardio-respiratorischen Systems sich erheblich vertiefte.

Es darf jedoch nicht übersehen werden, daß die Bestimmung des Herzauswurfvolumens uns keine Informationen darüber gibt, ob die Distribution des Herzauswurfvolumens und der mikrozirkulatorische Blutfluß der Organparenchyme adäquat sind, denn unter der Bedingung von pathologischen Veränderungen der Mikrozirkulation ist der konvektive Sauerstofftransport zum Gewebe nicht identisch mit der Gewebeoxygenierung.

Es wurde auch evident, daß das Herzauswurfvolumen nicht als Einzelwert betrachtet werden darf, sondern primär unter dem Gesichtspunkt der Sicherung des aktuellen metabolischen Bedarfs der Gewebe. Der globale Sauerstoffverbrauch, der die metabolische Gesamtaktivität des Organismus reflektiert, hat als Einzelparameter vergleichbare Limitierungen, da wir niemals sicher wissen können, ob der metabolische Bedarf aller Organsysteme durch die Aktivität des kardio-respiratorischen Systems adäquat erfüllt ist.

Der Vorteil des kontinuierlichen Monitorings der gemischt-venösen und mit einiger Einschränkung auch der zentral-venösen Sauerstoffsättigung [21] besteht darin, daß sie uns informieren in welchem Umfang das Sauerstoffangebot dem Sauerstoffbedarf entspricht, bzw. in welchem Ausmaß die kompensatorischen Mechanismen des Organismus aktiviert sind oder versagen. Es ist sicher die einfachste Methode, um die Gesamtkörper-O_2-Balance zu überwachen. Ihre Grenzen sind darin zu sehen, daß sie lediglich die globale Sauerstoffbalance und nicht die Sauerstoffbalance von Organsystemen reflektiert und daß bei Störungen des Gasaustausches auf Gewebeebene normale SvO_2-Werte eine Gewebehypoxie nicht sicher ausschließen können. Auch kann nicht sofort festgestellt werden, welcher Parameter des multifaktoriell bestimmten Faktors SvO_2 sich pathologisch verändert hat. Diese Methode ist am besten als Trendmonitor und „Frühwarnsystem" geeignet. Ein weiterer Nachteil des SvO_2-Monitorings besteht darin, daß wir bei relevanten Störungen nicht unmittelbar erkennen können, ob der Grund für die Störungen im Bereich des Sauerstoffangebotes oder des Sauerstoffbedarfes liegt.

Gegenwärtig scheint die maximale Information über Veränderungen der O_2-transportbezogenen Parameter bettseitig dadurch erreichbar zu sein, daß in Kombination kontinuierlich das Herzauswurfvolumen zusammen mit der arteriellen und der gemischt-venösen Sauerstoffsättigung gemessen wird. Dies gestattet die Berechnung von DO_2 und VO_2, die zusammen mit der gemischt-venösen Sauerstoffsättigung am Monitor dargestellt werden können. Es muß jedoch betont werden, daß diese Methode sich lediglich dazu eignet, klinisch relevante Trends zu erkennen, da die Kombination der genannten Parameter Präzision und Richtigkeit der Bestimmungen der Einzelwerte des O_2-Angebotes und O_2-Verbrauches begrenzen [22].

Literatur

1. Pflüger E (1872) Über die Diffusion des Sauerstoffs, den Ort und die Grenze der Oxydationsprozesse im thierischen Organismus. Pflügers Arch Gesamte Physiol Menschen Thiere 6: 43–64
2. Reinhart K (1988) Zum Monitoring des Sauerstofftransportsystems. Anaesthesist 37: 1–9
3. Reinhart K (1989) Monitoring of O_2 transport and tissue oxygenation in critically ill patients. In: Reinhart K, Eyrich K (eds) Clinical aspects of O transport and tissue oxygenation. Springer, Berlin Heidelberg New York Tokyo, pp 195–211
4. Reinhart K, Bloos F, König F, Hannemann L, Kuss B (1989) Oxygen transport and muscle tissue oxygenation in hyperdynamic septic shock. Anesthesiology 71: A 379
5. Gutierrez G, Pohil RJ (1987) Assessment of hypoxia by magnetic resonance spectroscopy and positron emission tomography. In: Bryan Brown CW, Ayre SM (eds) Oxygen transport and utilization. New horizons. SCCM, Fullerton, VA, pp 171-214
6. Jöbsis FF (1977) Noninvasive infrared monitoring of cerebral and myocardial oxygen sufficiency and circulatory parameters. Science 198: 1264–1267
7. Jösbis-Vandervliet FF, Fos E, Sugioka (1987) Monitoring of cerebral oxygenation and cytochrome aa_3 redox state. Int Anesth Clin 25: 209–214
8. Dahn MS, Lange MP, Jacobs LA (1988) Central mixed and splanchnic venous oxygen saturation monitoring. Intensive Care Med 14: 373–376

 9. Reinhart K, Gramm HJ, Specht M, Föhring U, Mayr O, Schäfer M, Dennhardt R (1985) Physiologische Grundlagen und klinische Erfahrungen mit der kontinuierlichen in vivo-Registrierung der gemischtvenösen Sauerstoffsättigung bei Risikopatienten. Intensivmedizin 23: 346–352

10. Bishop JM, Wade OL, Donald KW (1958) Changes in jugular and renal arteriovenous oxygen content difference during exercise in heart disease. Clin Sci 17: 611–615

11. Reinhart K, Rudolph T, Bredle DL, C.ain SM (1989) O_2 uptake in bled dogs after resuscitation with hypertonic saline or hydroxyethylstarch. Am J Physiol 257: 11238

12. Reinhart K, Föhring U, Kersting T, Schärer M, Bredle D, Hirner A, Eyrich K (1989) Effects of thoracic epidural anesthesia on systemic hemodynamic function and systemic oxygen supply-demand relationship. Anesth Analg 69: 360–369

13. Fick A (1870) Über die Messung des Blutquantums in den Herzventrikeln. Sitzungsber Phys Med Ges, Würzburg BD 11: XVI

14. Cain SM (1977) Oxygen delivery and uptake in dogs during anemic and hypoxic hypoxia. J Appl Physiol 42: 228

15. Schlichting R, Cowden VL, Chaitman BR (1986) Tolerance of unusually low mixed venous oxygen saturation adaptions in the chronic low cardiac output syndrome. Am J Med 80: 813–818

16. Miller MJ (1982) Tissue oxygenation in clinical medicine: a historical review. Anesth Analg 61: 527–535

17. Reinhart K, Hannemann L, Kuss B (1990) Optimal levels of O_2 delivery in the critically ill. Intens Care Med [Suppl 2]: 149 -155

18. Shoemaker WS, Appel PL, Kram HB, Waxman K, Lee TS (1988) Prospective trial of supranormal values of survivors as therapeutic goals in high risk surgical patients. Chest 94: 1176–1186

19. Bihari D, Smithies M, Gimson A, Tinl;cr J (1987) The effects of vasodilatation with prostacyclin on oxygen delivery and uptake in critically ill patients. N Engl J Med 317: 397–403

20. Dhainaut JF, Edwards JD, Grootendorts AF, Nightingale P, Pinsky MR, Reinhart K, Shoemaker WC, Vincent JL (1990) Practical aspects of oxygen transport: conclusions and recommendations of the Roundtable Conference. Int Care Med 16 [Suppl] 2: 179–180

21. Reinhart K, Rudolph T, Bredle DL, Hannemann L, Cain SM (1989) Comparison of central venous to mixed venous oxygen saturation during changes in oxygen supply/demand. Chest 195: 1216–1222

22. Specht M, Wichmann K, Apenburg Ch, Johnson RW, Reinhart K (1991) Continuous measurement of oxygen supply and oxygen consumption-first data on a new monitoring concept. Anesthesiology V 75 3A: A456

Korrespondenz: PD Dr. L. Hannemann, Klinik für Anaesthesiologie und operative Intensivmedizin, Universitätsklinikum Steglitz, Freie Universität Berlin, Hindenburgdamm 30, D-W-1000 Berlin 45, Bundesrepublik Deutschland

Invasive Überwachung des Herz-Kreislaufsystems

R. Karnik und **J. Slany**

II. Medizinische Abteilung, Krankenanstalt Rudolfstiftung, Wien, Österreich

Grundlagen der intravaskulären Druckmessung

1731 führte Stephen Hales [1], ein englischer Pfarrer, die erste intravaskuläre Druckmessung an einem Pferd durch. Er führte ein Messingrohr in die A. carotis ein und ließ das Blut in ein nahezu 3 m hohes Glasrohr aufsteigen. 1888 konstruierte Hürthle [2] das erste Manometer zur Blutduckmessung, bestehend aus einer Gummimembran und einem Hebelarm, der die Druckschwankungen auf einer rußgeschwärzten rotierenden Walze aufzeichnete. Es vergingen jedoch weitere 80 Jahre bis intravaskuläre Druckmessungen Einzug in den medizinischen Routinebetrieb hielten.

Moderne Meßeinheiten stellen komplexe Systeme dar, die aus Katheter, Verbindungschläuchen, Druckwandler, Verstärker und einer Anzeigeneinheit bestehen. In diesen Systemen wird die Druckwelle, die von einer Herzkammer gebildet wird, vom intravaskulären Meßpunkt möglichst unverzerrt bis zum Druckwandler übertragen. Im elektromechanischen Druckwandler führen die Druckschwankungen zu einer Änderung des elektrischen Widerstands an einem Dehnungsmeßstreifen nach dem Prinzip der Wheatstone'schen Brücke. Die elektrischen Signale werden nach Verstärkung von der Anzeigeneinheit in Form einer Druckkurve wiedergegeben.

Die Druckwellen des menschlichen Kreislaufs weisen bei einer Herzfrequenz von 60–120/Minute eine Grundfrequenz von 1–2 Hz auf. Da die Druckwellen jedoch nicht nur aus der Grundwelle bestehen, sondern bis zu 10 Oberwellen aufweisen, muß ein Meßsystem in der Lage sein, Frequenzen bis zu 20 Hz unverzerrt widerzugeben. Dies ist nur möglich, wenn die Eigenfrequenz (Resonanzfrequenz) des Systems über diesen Wert liegt. Die Resonanzfrequenz der Druckwandler liegt zwischen 100–500 Hz, also weit über der erforderlichen Frequenz. Die Verbindungsschlauchsysteme hingegen weisen je nach Länge Frequenzen zwischen 5 und 50 Hz auf. Luftblasen führen ebenfalls zu einer Abnahme der Resonanzfrequenz eines Systems. Die druckübertragenden Eigenschaften werden neben dem Frequenzverhalten von der Dämpfung beeinflußt. Die Dämpfung eines Systems ist abhängig vom Reibungswiderstand im System, der Viskosität der Flüssigkeit und der Elastizität der Kunststoffteile (Schläuche, Dreiwegehähne). Der optimale Dämpfungsfaktor, bei dem über weite Frequenzbereiche ein günstiges Verhältnis Input/Output-Amplitude erzielt wird, beträgt 0,64.

In praxi weisen die meisten Meßanordnungen proportional zum Lumen des Verlängerungsschlauchs nur Dämpfungsfaktoren von 0,1 bis 0,3 auf. Mendler [3] zeigte im Experiment mit einem realen System, daß ab einer Schlauchlänge von 1,5 m die Qualität der Messung fraglich wird, da bei starker Abnahme der Resonanzfrequenz keine ausreichende Dämpfung mehr vorliegt.

Da am Patienten eine direkte Bestimmung der Frequenz- und Dämpfungseigenschaften eines Systems nicht möglich ist, stellt die sorgfältige Abstimmung der einzelnen Komponenten des Übertragungssystems (Katheterdurchmesser, Schlauchlänge, optimales System) die wichtigste Voraussetzung für optimale klinische Meßergebnisse dar.

Invasive arterielle Druckmessung

1949 beschrieb Peterson et al. [4] erstmals eine Technik der perkutanen Kanülierung einer Arterie. Die arterielle Kanülierung stellt heute die häufigst eingesetzte invasive Überwachungsmethode Schwerstkranker auf Intensivstationen dar [5].

Indikation zur invasiven Druckmessung:
- Kontinuierliches Druckmonitoring bei Patienten mit instabiler Hämodynamik, vor allem bei erheblichen Volumsverschiebungen und bei Infusion von Katecholaminen oder Antihypertensiva,

– Maschinelle Beatmung – Patienten, bei denen häufige Blutgasanalysen erforderlich sind,
– Erhöhter intrazerebraler Druck; exakte Bestimmung des zerebralen Perfusionsdruckes.

Zur arteriellen Kanülierung wird meist die A. radialis herangezogen. Das Gefäß wird dabei, entweder direkt punktiert und eine Verweilkanüle eingeführt oder ein Katheter wird mit Hilfe eines Führungsdrahtes (Seldingertechnik) plaziert. Das Gefäß ist durch seine oberflächliche Lage am Handgelenk und dem meist gut ausgebildeten Kollateralkreislauf hervorragend zur invasiven Druckmessung geeignet. Obwohl in nahezu 90% der Menschen die arterielle Versorgung der Hand hauptsächlich über die A. ulnaris erfolgt, sollte vor jeder Punktion der A. radialis der Kollateralkreislauf über den Arcus palmaris geprüft werden. Dies kann entweder mittels Allen-Test, dopplersonographisch oder plethysmographisch mit einem Pulsoxymeter erfolgen.

Allen-Test: der Untersucher komprimiert für 1 Minute beide Unterarmarterien, während der Patient fest die Hand zur Faust schließt. Bei intaktem Kollateralfluß über den Arcus palmaris kommt es nach Lösen der Kompression von einer der beiden Armarterien zu einer raschen Anfärbung der ischämisch blassen Handfläche. Bei bewußtlosen Patienten kann der Test modifiziert werden und die Hand passiv von einem Helfer geöffnet und geschlossen werden.

Dopplersonographie-Test: Mittels 4 oder 8 MHz Dopplersonde wird der Fingerpuls am Daumen geortet. Wird die A. ulnaris komprimiert und kommt es zu keiner Änderung der Flußkurve bzw. des Signals, so ist der Arcus intakt.

Puls-Oxymeter-Test: Analog zum Dopplersonographie-Test wird die plethysmographische Kurve zur Prüfung herangezogen.

Bei Kanülierung der A. dorsalis pedis kann die Kollateralversorgung in modifizierter Form mit den drei oben genannten Tests erfolgen: Kompression der A. dorsalis pedis am Fußrücken und Prüfung der Anfärbung nach Lösen der Kompression im Bereich des Nagels der Großzehe; dopplersonographische oder plethysmographische Flußmessung im Bereich der Endphalanx der Großzehe.

Komplikationen: Thrombotische Verschlüsse stellen die häufigste Komplikation arterieller Verwellkanülen dar. Die Zahl thrombotischer Verschlüsse der A. radialis ist abhängig von der Liegedauer, dem Kathetermaterial und der Dimension, bzw. dem Verhältnis der Katheterdimension zum Umfang des Handgelenks. Bedford und Wollman [6] berichten über eine Thromboserate von 11% innerhalb der ersten drei Tage, die auf 29% zwischen dem 4. und 10. Tag steigt. Eine Rekanalisation des Verschlusses ist in der Mehrzahl der Fälle innerhalb von 40 Tagen zu erwarten. Als weitere Komplikationen sind Infektionen, Pseudoaneurysmen, Vasospasmen, AV-Fisteln und Nervenschädigungen zu nennen.

Druckmessungen im Niederdrucksystem

Das Niederdrucksystem, das die postarteriolären Gefäße und die Lungenstrombahn bis hin zum linken Vorhof [7] umfaßt, weist ein Druckniveau von 5–15 mm Hg auf. Es handelt sich dabei im Gegensatz zum arteriellen Hochdrucksystem um ein hämostatisches System, in dem die Drucke aus der Wechselbeziehung Blutvolumen und der Kapazität des Systems resultieren. Ein weiterer wesentlicher Unterschied zwischen Hoch- und Niederdrucksystem liegt in der unterschiedlichen Compliance beider Systeme. Die Compliance ist im Niederdrucksystem 200 mal höher als im arteriellen System, d. h. die Zufuhr von 200 ml Flüssigkeit führt im Niederdrucksystem nur zu einer Erhöhung des Druckniveaus um 1 mm Hg, im Hochdrucksystem hingegen errechnet sich ein Wert von 1 mm Hg Druckänderung pro ml Volumen.

Der *zentrale Venendruck* (CVP) resultiert aus dem Blutvolumen im Niederdrucksystem, dem Venentonus und der Funktion des Herzens und entspricht dem rechtsventrikulären Füllungsdruck. Der Normalwert liegt zwischen 3 und 10 mm Hg. Unter Idealbedingungen korreliert der CVP beim Herzgesunden mit dem linksventrikulären Füllungsdruck und kann daher als ein Maß für die Vorlast angesehen werden. In der klinischen Praxis jedoch wird die Aussagekraft des CVP durch den Einfluß einer Vielzahl von Faktoren wesentlich beeinträchtigt (Tabelle 1).

Bei erniedrigten CVP kann mit einiger Sicherheit auf ein vermindertes Blutvolumen geschlossen werden. Ein erhöhter CVP ist Ausdruck einer Volumsüberlastung des Niederdrucksystems. Es kann jedoch keine Aussage über die Ursache (Rechts-, Linksherzinsuffizienz oder absolute Volumsüberlastung) gemacht werden.

Trotz der sehr eingeschränken klinischen Relevanz gehört die CVP-Messung zum intensivmedizinischen Standard-Monitoring [5]. Dies

Tabelle 1. Faktoren, die Einfluß auf den zentralen Venendruck nehmen

Blutvolumen	
Herzfunktion	Klappenfunktion
	Pumpfuntion
	Compliance
Vasoaktive Substanzen	Katecholamine
	Vasodilatantien
Erhöhter intrathorakaler Druck	Pneumothorax
	Beatmung (PEEP)
Erhöhter intraperitonealer Druck	Paralytischer Ileus
Pulmonalarterielle Hypertension	Pulmonalembolie
Chron. obstruktive Lungenerkrankung	Cor pulmonale
Perikardtamponade	
Perikarditis konstriktiva	
Meßpunkt	Wechselnder Nullpunkt
Artefakte	Katheterfehllagen

erklärt sich aus dem Erfordernis zentrale Venenkatheter zur Optimierung der Infusionstherapie und parenteralen Ernährung zu legen. über diese Katheter kann je nach Kathetertyp (Single- oder Multilumen-Katheter) eine intermittierende oder kontinuierliche CVP-Messung erfolgen. Die alleinige Messung des CVP sollte nur dann angewandt werden, wenn nur ein Organsystem geschädigt ist, z. B. Volumsverlust ohne Multiorganversagen. In allen komplexeren klinischen Situationen kann auf die Messung der Pulmonalarterien- und des pulmonalen Kapillardruckes nicht verzichtet werden. Bei bestimmten Krankheitsbilder, wie Herzbeuteltamponade, Perikarditis konstriktiva oder rechtsventrikulärer Myokardinfarkt stellt die Messung des CVP bzw. des rechtsatrialen Druckes zur Bestimmung des rechtsventrikulären Füllungsdruckes eine wertvolle Ergänzung zur Pulmonalarteriendruckmessung dar. Der rechtsventrikuläre Infarkt weist typischerweise eine Erhöhung des CVP, des rechtsartrialen Druckes und des rechtsventrikulären enddiastolischen Druckes bei normalen linksventrikulären Drucken auf.

Pulmonalarterielle Druckmessung

Ziel jedes hämodynamischen Managements ist die Aufrechterhaltung bzw. Widerherstellung einer den Erfordernissen des aeroben Stoffwechsels adaequaten Gewebsperfusion. Dies erfordert ein ausgewogenes Verhältnis zwischen zirkulierenden Blutvolumen, der Auswurfleistung des Herzens und des peripheren Widerstandes. Nach dem Frank-Starling Gesetz ist die Kontraktionskraft der Herzmuskelfasern abhängig von ihrer Vorspannung, d. h. mit zunehmender Vorlast unter sonst konstanten Bedingungen nimmt das Schlagvolumen des Herzens zu. Der linksventrikuläre enddiastolische Druck (= Füllungsdruck) bestimmt die Vorlast des linken Ventrikels und damit das Schlagvolumen.

Die Einführung des Einschwemmkatheters durch Swan et al. [8] etablierte die Messung der Pulmonalisdrucke als Routinemethode. Die weichen, flexiblen Katheter werden mit Hilfe eines aufblasbaren, an der Katheterspitze gelegenen Ballons mit dem Blutstrom aus dem rechten Vorhof durch die Trikuspidalklappe, den rechten Ventrikel, die Pulmonalklappe in die Pulmonalarterie eingeschwemmt und können dort über einen längeren Zeitraum zur Druckregistrierung belassen werden. Die Katheter können bettseitig druckgesteuert eingeschwemmt werden. Moderne Katheter besitzen meist noch zusätzlich eine Thermistorsonde zur Messung des Herzzeitvolumens nach der Thermodilutionsmethode. Der Katheter wird mit aufgeblasenen Ballon soweit vorgeschoben, bis er einen Pulmonalarterienast okkludiert. über das endständige Lumen kann der pulmonalarterielle Verschlußdruck (PAOP) registriert werden. Nach Ablassen des Ballons können die Pulmonalarteriendrucke gemessen werden. Der linksventrikuläre enddiastolische Druck (LVEDP) leitet sich über den linksartrialen Druck und dem pulmonalen Kapillardruck fort. Die Registierung kann dann als PAOD oder aber durch den enddiastolischen Pulmonalarteriendruck (PAEDP) erfolgen. Bei intakter Lungenstrombahn ohne pulmonale Hypertension besteht eine signifikante Korrelation zwischen PAEDP und LVEDP. Der systolische Pulmonalarteriendruck korreliert mit der rechtsventrikulären systolischen Funktion, während der diastolische Pulmonalarteriendruck vom pulmonalen Gefäßwiderstand, dem pulmonalen Blutvolumen und dem LVEDP abhängt.

Tabelle 2 gibt einen überblick über die Ursachen, die zu einer Abweichung des PAOD vom LVEDP führen können [9].

Tabelle 2. Ursachen für Abweichungen des pulmonalarteriellen Okklusionsdruckes vom linksventrikulären enddiastolischen Druck

1. PAOP > LVEDP	Positive Druckbeatmung (mit und ohne PEEP)
	Erhöhter intrathorakaler Druck
	Chron. obstruktive Lungenerkrankung
	Erhöhte pulmonaler Gefäßwiderstand
	Tachykardie
	Mitralstenose und -insuffizienz
	Intrakardialer Links-Rechts-Shunt
	Kompression der Pulmonalvenen (Tumor)
	Katheterposition
2. PAOP < LVEDP	Steifer linker Ventrikel
	Rarifizierung der pulmonalarteriellen Gefäße
	Aorteninsuffizienz

Tabelle 3. Indikationen zur pulmonalarteriellen Druckmessung

Akuter Myokardinfarkt	Kardiogener Schock, der die kombinierte Gabe von Volumen, Katecholaminen und/oder den Einsatz einer intraaortalen Ballonpumpe erforderlich macht
	Septumperforation oder akute Mitralinsuffizienz
	Rechtsventrikulärer Infarkt
Herzbeuteltamponade	
Lungenödem unklarer Genese	
Schwere Pulmonalembolie	
Kreislaufprobleme während der Beatmung (ARDS)	
Septischer Schock	
Sonstige protrahierte oder progrediente Schockzustände	
Herzoperationen	
Sonstige Operationen, die mit erheblichen Volumsverschiebungen einhergehen	

Die Indikationen zur invasiven hämodynamischen Überwachung mittels Pulmonalarterienkatheter sind in Tabelle 3 zusammengefaßt. Die Notwendigkeit diagnostischer invasiver Druckmessung bei kardiologischen Patienten hat in den letzten Jahren durch die Entwicklung der Echokardiographie abgenommen. In zahlreichen Akutsituationen, wie in Tabelle 3 angeführt, die ein komplexes Therapieregime erfordern, kann jedoch weiterhin nicht auf eine kontinuierliche invasive hämodynamische Überwachung verzichtet werden.

Komplikationen

1. Rechtsherzkatheter weisen grundsätzlich die gleichen Komplikationen wie andere zentralvenöser Verweilkatheter auf: Pneumothorax, arterielle Fehlpunktion, Nervenschädigungen, Thrombosen und Blutungen. Daneben sind noch spezifische Probleme der Einschwemmkatheter zu nennen: Rhythmusstöungen bei Passage der Herzklappen, Ballonruptur mit Luftembolie, insbesonders wenn ein Rechts-Links-Shunt vorliegt, In diesen Fällen sollte CO_2 zur Ballon-Insufflation verwendet werden. Pulmonalinfarkte bei längerer Okklusion eines Pulmonalarterienastes durch den insufflierten Ballon oder aber auch durch den zu weit vorgeschobenen Katheter selbst [10]. Als seltene Komplikationen, die jedoch schwerwiegende Folgen nach sich ziehen können, sind die Ruptur eines Astes der Pulmonalarterie [11], Verletzungen der Herzklappen [12] und Verknotungen des Katheters [13] zu nennen. Die Inzidenz von Katheter induzierten Sepsisfällen beträgt im Durchschnitt 2% [14, 15]. Die Zahl der Infektionen ist abhängig von der Liegedauer der Katheter (> 72 h). Eine erhöhte Infektionsrate findet man bei lokaler Infektion im Bereich der Einstichstelle und bei Patienten mit Bakteriämie zum Zeitpunkt der Katheter-Insertion [16].

Zusammenfassung

Die intravaskuläre Druckmessung im arteriellen und im Niederdrucksystem leistet einen wertvollen Beitrag zur Steuerung und Überwachung der Therapie bei kritisch kranken Patienten auf einer Intensivstation. In Anbetracht der Komplikationen und der zahlreichen Probleme, die beim invasiven Monitoring auftreten können, und auch im Hinblick auf die anfallenden Kosten, sollte die Indikation in jedem einzelnen Fall sorgfältig überlegt und eine Kosten/Nutzen-Analyse erstellt werden.

Literatur

1. Snellen HA (1984) History of cardiology. Donker Academic Pulbications, Rotterdam, pp 45–48
2. Hürthle K (1898) Beiträge zur Hämodynamik. Arch Ges Physiol 72: 566–572
3. Mendler M (1983) Probleme der invasiven arteriellen Druckmessung. In: Jesch F, Peter K (Hrsg) Hämodynamisches Monitoring. Springer, Berlin Heidelberg New York Tokyo, S 1–13
4. Petersen LH, Dripps RD, Risman GC (1949) A method for recording the arterial pressure pulse and blood pressure in man. Am Heart J 37: 771–782
5. Sarla E, Kari A, Nikki P, Rauhala V, Iisalo E, Kaukinen L (1991) Current practice regarding invasive monitoring in intensive care units in Finland. Intensive Care Med 17: 264–271
6. Bedford RF, Wollman H (1973) Complications of percutaneous radial-artery cannulation: an objective prospective study in man. Anaesthesiology 38: 228–236
7. Arndt JO (1983) Funktions- und Regelprinzipien des Niederdrucksystems. In: Jesch F, Peter K (Hrsg) Hämodynamisches Monitoring. Springer, Berlin Heidelberg New York Tokyo, S 29–45
8. Swan HJC, Ganz W, Forrester JMH, Diamond G, Chonette D (1970) Catheterization of the heart in man with use of a flow-directed balloon-tipped catheter. N Engl J Med 283: 447–451
9. Bennett D, Boldt J, Brochard L, Coriat P, Dhainaut JF, Edwards D, Feihl F, Groeneveld J, Lamy M, Lundberg D, Lemaire F, Payen D, Perret C, Reiz S, Rouby JJ, Scheidegger D, Singer M, Suter P, Thijs L, Vincent JL (1991) Expert panel: the use of the pulmonary artery catheter. Intensive Care Med 17: I–VIII
10. Foote GA, Schabel SI, Hodges M (1974) Pulmonary complications of the flow-directed balloon-tipped catheter. N Engl J Med 290: 927–931
11. Pape LA, Haffajee CI, Markis JE (1979) Fatal pulmonary hemorrhage after use of the flow-directed balloon-tipped catheter. Ann Intern Med 90: 344–347
12. Smith WR, Glauser FL, Jemison P (1976) Ruptured chordae of the tricuspid valve: the consequence of flow directed Swan-Ganz catheterization. Chest 70: 790–792
13. Lipp H, O'Donoghue K, Resnokov L (1971) Intracardiac knotting of a flow-directed balloon catheter. N Engl J Med 284: 220
14. Elliot CG, Zimmerman GA, Clemmer TP (1979) Complications of pulmonary artery catheterization in the care of critically ill patients. Chest 76: 647–652
15. Puri VK, Carlson RW, Bander JJ, Weil MH (1980) Complication of vascular catheterization in critically ill: a prospective study. Crit Care Med 8: 495–499
16. Applefield JJ, Caruthers TE, Reno DJ, Civetta JM (1978) Assessment of the sterility of long-term cardiac catheterization using the thermodilution Swan-Ganz catheter. Chest 74: 377–380

Korrespondenz: Dr. R. Karnik, 2. Medizinische Abteilung, Krankenanstalt Rudolfstiftung, Juchgasse 15, A-1030 Wien, Österreich

Überwachung der Nierenfunktion

G. Biesenbach

2. Medizinische Abteilung, Allgemeines Krankenhaus, Linz, Österreich

Ein renales Überwachungsprogramm bei Intensivpatienten soll bei noch normaler Nierenfunktion das Auftreten eines akuten Nierenversagens (ANV) frühzeitig erkennen lassen und bei bereits eingetretener Nierenfunktionsstörung eine Differentialdiagnose zwischen den prä- und postrenalen Formen des ANV sowie dem „echten" renalen ANV, worunter meist die akute Tubulusnekrose verstanden wird, ermöglichen. Das postrenale ANV kann allein sonographisch bereits sicher nachgewiesen oder ausgeschlossen werden. Durch frühzeitige Erfassung des prärenalen Nierenversagens aber auch des renalen ANV im Sinne der akuten Tubulusnekrose gelingt es zunehmend häufiger ein dialysepflichtiges Stadium des ANV zu vermeiden [8].

Zur routinemäßigen Überwachung der Nierenfunktion genügt neben der Kontrolle des Harnzeitvolumens die tägliche Bestimmung von Harnstoff-N (BUN), Kreatinin, Osmolalität, Natrium und Kalium im Plasma sowie im 24-h-Harn. Mit diesen Parametern können auf einfache Weise, auch mittels Verwendung eines Rechners [12], die Harnstoff- und Kreatinin-Clearance, die osmolale und freie Wasser-Clearance sowie die fraktionelle Natriumexkretion (FENa) errechnet werden (Tabelle 1). Die Wertigkeit der einzelnen Nierenfunktionsparameter soll im Folgenden besprochen werden:

Harnzeitvolumen

Die Messung der Harnmenge pro Zeiteinheit ist die wichtigste Kontrolle der Nierenfunktion, jedoch ist mit der Überprüfung der Harn-

G. Biesenbach

Tabelle 1. Formeln von Nierenfunktionsparametern

Kreatinin-Clearance (ml/min):

$$C_{Kr} = \frac{H_{Kr} \times HM\ (ml)}{P_{Kr} \times 1440}$$

Osmolalitäts-Clearance (ml/min):

$$C_{Osm} = \frac{H_{Osm} \times HM\ (ml)}{P_{Osm} \times 1440}$$

Freie Wasser-Clearance (ml/min):

$$C_{H20} = V\ (ml/min) - C_{Osm}$$

Fraktionelle Natriumexkretion (%):

$$FENa = \frac{H_{Na}\ P_{Kr} \times 100}{H_{Kr} \times P_{Na}}$$

C_{Kr} Kreatinin-Clearance, H_{Kr} Kreatinin im Harn, *HM* Harnmenge (ml/24 h), P_{Kr} Kreatinin im Plasma, C_{Osm} Osmolalitäts-Clearance, H_{Osm} Osmolalität im Harn, P_{Osm} Osmolalität im Plasma, C_{H20} freie Wasser-Clearance, *V* Harnminutenvolumen, *FENa* fraktionelle Natriumexkretion, H_{Na} Natrium im Harn, P_{Na} Natrium im Harn

menge allein das Auftreten eines ANV nicht rechtzeitig vorhersehbar, da neben dem anurischen (maximal 100 ml Harn/24 h) bzw. dem oligurischen (weniger als 400 ml Harn/24 h) ANV auch polyurische Verlaufsformen des renalen ANV auftreten können. Das polyurische ANV ist bekanntlich prognostisch günstiger bzw. seltener dialysepflichtig. Gleichzeitig spricht eine Polyurie eher gegen eine prärenale Genese des Nierenversagens.

Konzentrationsfähigkeit der Nieren

Das spezifische Gewicht des Harnes ist ein mit dem Urometer einfach zu bestimmender Parameter als Maß für die Konzentration aller gelösten Substanzen im Harn. Beim renalen ANV nimmt die Konzentrationsfähigkeit der Niere ab und das spez. Gewicht sinkt auf einen isosthenurischen Wert um 1010 oder darunter. Bei den prä- und postrenalen Formen des ANV ist dagegen die Konzentrationsfähigkeit erhalten und das spez. Gewicht ist bis auf über 1020 erhöht.

Ein Nachteil der Bestimmung des spez. Gewichtes ist, daß irreführend hohe Werte auch bei Ausscheidung von Röntgenkontrastmittel, Mannit, Glucose, Protein, niedermolekularem Dextran und Antibiotika gefunden werden.

Die Harn-Osmolalität wird üblicherweise kryoskopisch gemessen; sie hat gegenüber der Messung des spezifischen Gewichtes den Vorteil, daß sie durch Antibiotika und Protein nicht beeinflußt wird. Bei erhaltener Konzentrationsfähigkeit der Nieren im Rahmen eines prärenalen oder postrenalen ANV ist die Harn-Osmolalität üblicherweise auf über 500 mOsm/kg H20 erhöht (660 mOsm entsprechen einem spezifischen Gewicht von 1020), dagegen ist bei der akuten Tubulusnekrose die Harn-Osmolalität meist unter 350 mOsm/kg H20 (330 mOsm entsprechen einem spezifischen Gewicht von 1010). Bei der Beurteilung der Osmolalität ist jedoch zu bedenken, daß die Menge der von der Niere innerhalb von 24 Stunden ausgeschiedenen gelösten Substanzen weitgehend von der Stoffwechsellage bzw. von der Ernährung abhängig ist [9]; während eines Fastenzustandes ist daher eine niedrigere Harn-Osmolalität nicht als verminderte Fähigkeit zur Wasserkonservierung anzusehen, sondern durch eine verminderte Ausscheidung von Harnstoff erklärbar.

Tabelle 2. Differentialdiagnose der Polyurie

A. Harn hypoosmolar (Osmolalität < 150 mOsm/kg H20):

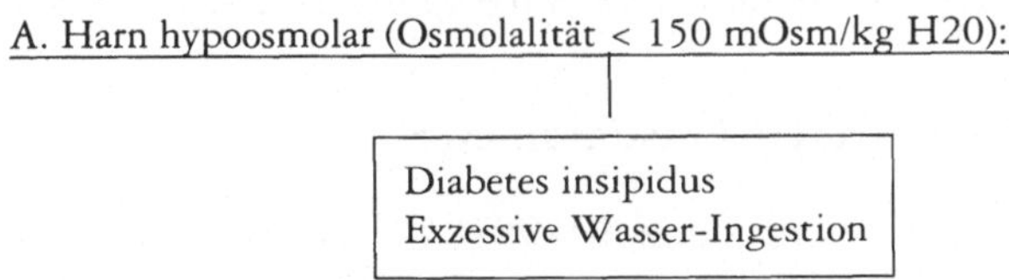

B. Harn iso- oder hyperosmolar (Osmolalität > 300 mOsm/kg H20):

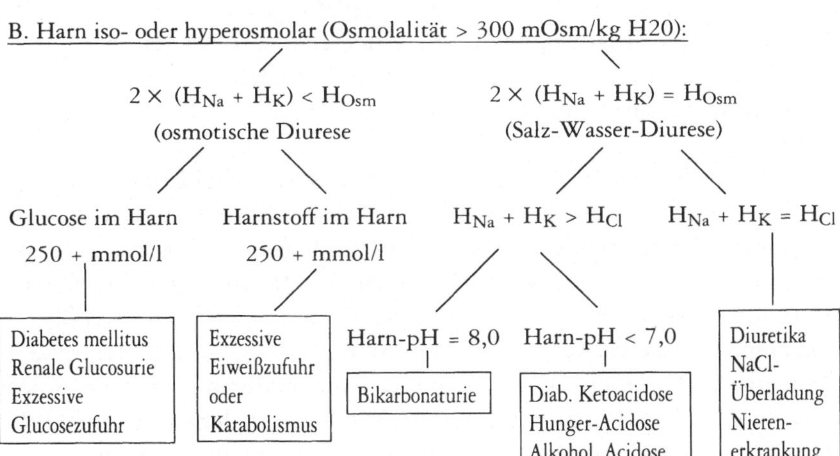

Die Harn-Osmolalität spielt auch eine wichtige Rolle in der differentialdiagnostischen Abklärung einer Polyurie [7]; als zusätzliche Untersuchungen werden die Bestimmung von Glucose, Harnstoff-N, Na, K, Chlorid und pH im Harn benötigt (Tabelle 2): wenn die Polyurie durch eine Wasserdiurese bedingt ist, sinkt die Harn-Osmolalität unter 150 mOsm/kg H20, z. B. bei exzessiver Wasseringestion oder Diabetes insipidus. Wenn die Polyurie auf eine Diurese, induziert durch gelöste Substanzen, zurückzuführen ist, findet man eine Harn-Osmolalität von über 300 mOsm/kg H20; dann ist zu differenzieren zwischen einer osmotischen Diurese durch Glucose oder Harnstoff und einer Salz-Wasserverlust-Diurese. Bei osmotischer Diurese ist die gesamte osmolale Exkretionsrate üblicherweise mehr als 2 mal so hoch als normal. Bei postobstruktiver Diurese und bei Polyurie infolge einer akuten Tubulusnekrose kann die Harnstoff-induzierte osmotische Diurese mit einem renalen Salzverlust kombiniert sein, was zu einer sehr hohen osmolalen Exkretionsrate führt. Bei der Diagnose „Polyurie" ist zu bedenken, daß diese definiert ist als Harnvolumen von mehr als 3 Liter/24 h (> 2 ml/min); bei einem Patienten mit einem niedrigen „effektiven" intravaskulären Volumen besteht jedoch bereits eine „Polyurie", wenn das Harnvolumen 0,8 Liter/24 h (0,5 ml/min) übersteigt.

Nierenretentionsparameter

Harnstoff macht bei Niereninsuffizienz 80–90% der N-hältigen Substanzen aus; die heute übliche Bestimmung von *BUN* (Harnstoff-N = Harnstoff × 0,466) hängt ab vom Eiweißabbau und von den renalen Ausscheidungsverhältnissen, d. h. einerseits von der glomerulären Filtration, andererseits von der distal-tubulären Rückresorption, die je nach Diurese zwischen maximal 70% und minimal 40% ausmachen kann.

Eine BUN-Erhöhung findet man daher sowohl bei Einschränkung der Nierenfunktion als auch bei vermehrtem Proteinangebot, Leberfunktionsstörungen und Hyperkatabolismus (durch Zirkulationsstörungen bei Schock, Wasser-Elektrolythaushaltsstörungen bei Dehydratation, Erbrechen, Durchfällen und Fisteln sowie durch erhöhten endogenen Eiweißabbau bei Fieber bzw. Sepsis, gastrointestinalen Blutungen, Traumen, Verbrennungen und anderen Ursachen eines Gewebszerfalles). Bei kompletter Anurie beträgt der tägliche BUN-Anstieg ca. 20–25 mg/dl, kann jedoch im hyperkatabolen Zustand auf über 40 bis zu 100 mg/dl ausmachen. Zwischen dem BUN und der GFR besteht einehyperbolische Beziehung; erst wenn die auf weniger als 30 ml/min abgesunken ist kommt es generell zu einem BUN-Anstieg. Insgesamt ist somit der BUN nur ein schlechter Parameter zur Beurteilung der globalen Nierenfunktion.

Kreatinin ist das Endprodukt des Kreatinphosphatstoffwechsels und wird vorwiegend nur glomerulär filtriert (zu einem geringen Teil auch tubulär sezerniert); die Höhe des Kreatininspiegels ist fast ausschließlich von der Höhe der GFR abhängig, nur in geringem Ausmaß wird der Kreatininspiegel von der Muskelmasse, von einer Altersabhängigkeit und von Geschlechtsunterschieden (niedrigere Normalwerte bei Frauen) beeinflußt.

Tabelle 3. Schätzung der GFR mittels Bestimmung des Serumkreatinins

Serumkreatinin		Glomeruläre Filtration
mg/dl	μmol/l	(% der Norm)
< 1,3	< 115	> 50
1,3–2,5	115–220	25–50
2,5–10,0	220–900	10–25
> 10,0	> 900	< 10

Aufgrund der hyperbolischen Beziehung zwischen dem Kreatinin im Plasma und der GFR beginnt auch der mittlere Plasma-Kreatininspiegel erst bei einer deutlicheren GFR-Abnahme anzusteigen (Tabelle 3). Somit ist mit der Messung des Kreatininspiegels ebenfalls nur eine gröbere Schätzung der globalen Nierenfunktion möglich.

Clearance-Untersuchungen

Kreatinin-Clearance ist die einfachste aller Clearance-Untersuchungen zur Beurteilung der GFR; mit ihrer Bestimmung ist eine wesentlich exaktere Beurteilung der Nierenfunktion als mit der alleinigen Plasma-Kreatininbestimmung möglich.

Der Normwert der Kreatinin-Clearance von 72–144 ml/min ist auf eine Körperoberfläche von 1,73 m^2 bezogen, bei Kindern ist somit die Kreatinin-Clearance deutlich niedriger; darüberhinaus gibt es Geschlechtsunterschiede (niedrigere Kreatinin-Clearance bei Frauen) und eine physiologische Abnahme der GFR im Alter. Bei der Beurteilung der GFR ist weiters zu beachten, daß eine enge Korrelation zwischen dem Herzzeitvolumen und der GFR besteht: bei hyperdynamen Patienten mit Verbrennungen oder Traumen können deutlich erhöhte Kreatinin-Clearance-Werte gefunden werden, dagegen ist bei einer ebenfalls hyperdynam verlaufenden Sepsis die Kreatinin-Clearance praktisch immer normal oder erniedrigt, was für eine relative renale Insuffizienz spricht [11].

Osmolalitäts-Clearance, Clearance des freien Wassers sind neben der Kreatinin-Clearance ebenfalls für die Überwachung der Nierenfunktion von Bedeutung [3].

Die Osmolalitäts-Clearance beträgt bei normaler Ernährung ca. 4 ml/min, sie steigt oder sinkt gleichsinnig mit der je nach Art der Ernährung auszuscheidenden Menge an Osmolalitäten. Wird ein Harn hypoton (während einer Wasserdiurese) so besteht dieser Harn aus einem isotonen Teil, der die Größe der Osmolalitäts-Clearance hat und aus Wasser ohne gelöste Bestandteile, dem osmotisch freien Wasser bzw. bezeichnet als freie Wasser-Clearance.

Die freie Wasser-Clearance (C_{H20} = Harnminutenvolumen V – C_{Osm}) ist ein sehr guter Parameter zur Beurteilung der Konzentrationsfähigkeit der Nieren: bei Verlust der Konzentrationsfähigkeit geht die normal negative freie Wasser-Clearance gegen Null zu oder weist sogar positive Werte auf [1].

Zugleich ist die freie Wasser-Clearance ein guter Parameter zur Beurteilung des Hydrierungszustandes eines Patienten: bei Dehydratation können hoch negative Werte (bis zu –60 ml/min) und bei Hyperhydratation abnehmend negative Werte (bis zu –0,4 ml/min) gefunden werden. Ein Anstieg der freien Wasser-Clearance auf Werte über –0,4 ml/min oder sogar positive Werte können dagegen nur bei ausschließlicher Zufuhr von freiem Wasser, bei Diabetes insipidus oder bei akutem Nierenversagen beobachtet werden. Verfälschungen der Osmolalitäts-Clearance bzw. der freien Wasser-Clearance sind durch Schleifendiuretika und durch Osmodiuretika wie Mannit, Sorbit sowie durch Glucose möglich.

Harn-Elektrolyt-Ausscheidung

Harn-Natrium-Bestimmungen dienen vor allem zur Differentialdiagnose der verschiedenen Formen des ANV. Während bei den prä- und postrenalen Formen des ANV die Na-Rückresorption erhalten bleibt wird bei der akuten Tubulusnekrose die Na-Rückresorption eingestellt; daher findet man beim renalen ANV in Form der akuten Tubulusnekrose eine Harn-Na-Konzentration von üblicherweise über 40 mmol/l und bei prärenalem ANV eine Harn-Na-Konzentration von unter 20 mmol/l. Zwischen den einzelnen Formen des ANV gibt es jedoch deutliche Befundüberlappungen. Beim postrenalen ANV mit länger dauernder Obstruktion ist infolge einer sekundären Tubulusnekrose die Harn-Na-Konzentration meist wieder erhöht [8].

Die Bestimmung der Harn-Na-Konzentration kann ebenso bedingt zur Beurteilung eines Volumenmangels verwendet werden; die Patienten mit vermindertem „effektivem" intravaskulärem Volumen haben eine Harn-Na-Konzentration von üblicherweise unter 15 mmol/l [7]. Interpretationen der Harn-Na-Konzentration sind jedoch nur zulässig, wenn keine Störungen der Exkretion von Anionen wie Bikarbonat vorliegen: bei einer Bikarbonaturie (z. B. bei akutem Erbrechen) kommt es zu einer Na-Exkretion und damit zu einer hohen Harn-Na-Konzentration trotz eines reduzierten intravaskulären Volumens.

Darüberhinaus kann bei Hyponatriämien, wie sie bei Intensivpatienten häufig beobachtet werden, eine differentialdiagnostische Abklärung durch Bestimmung der Harn-Na-Konzentration (in Zusammenhang mit der Klinik) erfolgen (Tabelle 4).

Fraktionelle Natriumexkretion (FENa) erlaubt eine exaktere Differenzierung zwischen prärenalem und renalem ANV als die alleinige Harn-Na-Bestimmung [4].

Bei prärenalem ANV ist die FENa auf unter 1% abgefallen, beim renalen ANV auf über 3% bzw. zumindest 2% erhöht. In Einzelfällen wurde eine FENa von unter 1% auch bei akuter Tubulusnekrose, Harnabflußstörungen, akuter Glomerulonephritis Nierentransplantatabstoßungen, Sepsis, bei Medikamenten- und Röntgenkontrastmittel-induziertem ANV, bei Hautverbrennungen und bei präexistenter chronischer Niereninsuffizienz beschrieben. Eine erniedrigte FENa von unter 1% kann auch in der Frühphase eines manifesten ANV ohne gleichzeitigen Volumenmangel gefunden werden [2]. Prinzipiell

G. Biesenbach

Tabelle 4. Differentialdiagnose der Hyponatriämie

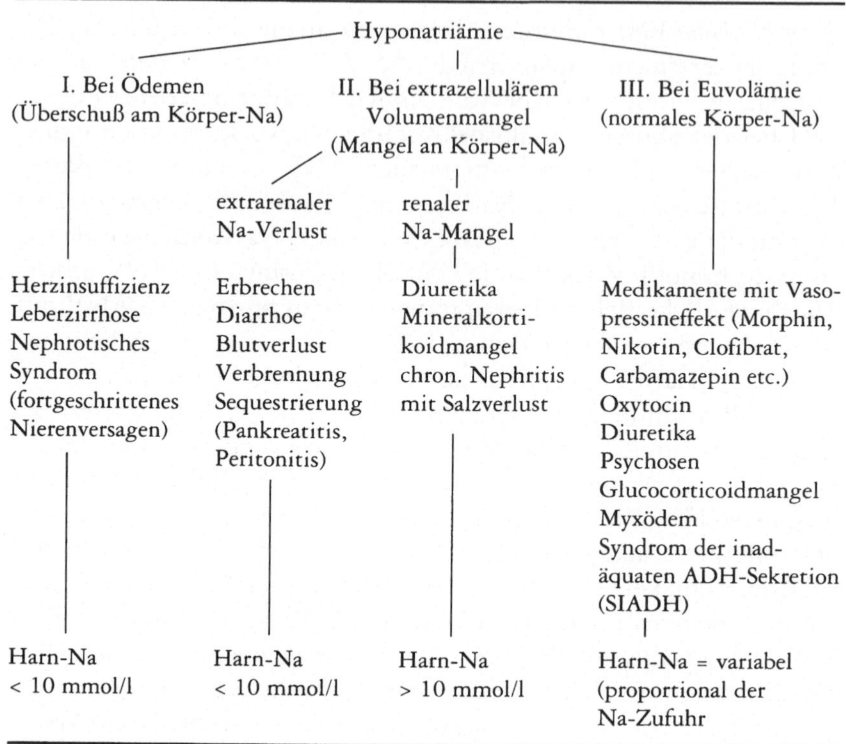

sprechen jedoch ansonsten FENa-Werte unter 1% für eine Dehydratation oder einen Volumenmangel, dagegen Werte über 3% für ein renales oder postrenales ANV [13].

Harn-Kalium, Kalium-Clearance, fraktionelle Kaliumexkretion (FEK) sind für die Überwachung der Nierenfunktion von untergeordneter Bedeutung. Die Bestimmung der Harn-Kalium-Konzentration dient ebenso wie die Messung der Harn-Chlorid-Konzentration eher differentialdiagnostischen Abklärungen. Die Berechnung der Kalium-Clearance (normal 8–24 ml/min) kann zur Differentialdiagnose zwischen renalem und extrarenalem Kaliumverlust verwendet werden. Die FEK ist ebenso wie die FENa ein Parameter zur Schätzung der Konzentrationsfähigkeit; beim ANV kann die FEK von normal unter 100% auf über 100% ansteigen.

Differentialdiagnose zwischen renalem, prärenalem und postrenalem ANV

Die Parameter zur Differentialdiagnose der verschiedenen Formen des ANV sind in Tabelle 5 nochmals zusammengefaßt. Allerdings ist wie erwähnt mit keinem Parameter, auch nicht mit der FENa oder mit dem sog. Renal-Failure-Index ($= H_{Na} : H_{Kr} / P_{Kr}$) eine sichere Differentialdiagnose möglich. Bei ca. 1/3 der Patienten mit prärenalem ANV findet man eine Harn-Na-Konzentration zwischen 20 und 40 mmol/l und ca. 10% dieser Patienten zeigen eine FENa von über 1% [5], erklärbar durch eine Diuretikatherapie, eine ausgeprägte Glucosurie oder eine bereits ausgeprägtere Tubulopathie. Umgekehrt kann bei Patienten mit renalem ANV als Folge einer ausgeprägten Hypovolämie, Herzinsuffizienz oder Leberinsuffizienz die Harn-Na-Konzentration unter 20 bzw. 10 mmol/l liegen. Eine FENa von unter 1% wurde wie erwähnt auch in der Frühphase des renalen ANV im Sinne der akuten Tubulusnekrose sowie im Einzelfall bei einer Reihe verschiedener Ursachen des renalen ANV beobachtet [2].

Von Miller et al. [10] wurde noch eine Zwischenform zwischen prärenaler Azotämie und renalem ANV beschrieben: eine sog. „polyurische prärenale" Niereninsuffizienz bei der die Polyurie durch einen fehlenden osmotischen Gradienten im Nierenmark und infolge ver-

Tabelle 5. Differentialdiagnose des akuten Nierenversagens

	Prärenale Niereninsuffizienz	Akute Tubulusnekrose	Akute Glomerulonephritis	Akutes postrenales NV
P-Harnstoff-N/P-Kreat.	> 10	< 10	< 10	< 10
H-Na (mmol/l)	< 20	> 40	< 30	variabel
H-spez. Gew.	> 1020	≤ 1010	≤ 1010	> 1010
H-Osmol. (mOsm/kg H20)	> 500	< 350	< 350	> 350
H-/P-Osmol.	> 1	< 1	< 1	> 1
H-/P-Harnstoff-N	> 8	< 5	< 8	< 5
H-/P-Kreat.	> 40	< 20	> 40	< 20
FENa (%)	< 1	> 2	< 1	> 2
RFI (H-Na : H-/P-Kreat)	< 1	> 1	< 1	> 1

RFI Renal Failure Index

mehrter tubulärer Wasserresorption zustande kommt. Dieses Stadium ist ebenfalls gekennzeichnet durch einen hohen BUN/Kreatinin-Quotienten im Serum, ein niedriges Harn-Na, einen Renal-Failure-Index von unter 1 und eine unmittelbare Reversibilität.

Zusammenfassend soll nochmals betont werden, daß zur Überwachung der Nierenfunktion bei Intensivpatienten neben der Kontrolle der Stundenharnmengen einfache Laborparameter ausreichen, d. h. Laborparameter, die auch in einem kleineren Akutlabor jederzeit bestimmbar sind.

Literatur

1. Baek SM, Brown RS, Shoemaker WC (1973) Early prediction of acute renal failure and recovery. I. Sequential measurements of free water clearance. Ann Surg 177: 253–258
2. Brosius FC, Lau K (1986) Low fractional excretion of sodium in acute renal failure: role of timing of the test and ischemia. Am J Nephrol 6: 450–457
3. Brown RS, Babcock R, Talbot J, Gruenberg J, Czurak C, Campbell M (1980) Renal function in critically ill postoperative patients: sequential assessment of creatinine, osmolal, and free water clearance. Crit Care Med 8: 68–72
4. Espinel CH (1976) The FENa-test. JAMA 236: 579–581
5. Espinel CH, Gregory AW (1980) Differential diagnosis of acute renal failure. Clin Nephrol 13: 73–77
6. Gross P, Rascher W, Ritz E (1982) Diagnose und Differentialdiagnose der Hyponatriämie. Dtsch Med Wochenschr 107: 1766–1769
7. Kamel KS, Ethier JH, Richardson RMA, Bear RA, Halperin ML (1990) Urine electrolytes and osmolality: when and how to use them. Am J Nephrol 10: 89–102
8. Mauritz W, Sporn P (1986) Monitoring von Patienten mit akutem Nierenversagen: In: Aktuelle Intensivmedizin 3: Akutes Nierenversagen und extrakorporale Therapieverfahren. Schattauer, Stuttgart New York, S 13–26
9. Miller TJ, Anderson RJ, Linas SL, Henrich WL, Berns AS, Gabow PA, Schrier RW (1978) Urinary diagnostic indices in acute renal failure: a prospective study. Ann Int Med 89: 47–52
10. Miller PD, Krebs RA, Neal BJ, McIntyre DO (1980) Polyuric prerenal failure. Arch Intern Med 140: 907–909
11. Shin B, Mackenzie C (1981) Creatinine clearance and excretion following trauma. Crit Care Med 9: 179–182
12. Sporn P, Mauritz W, Redl G, Schindler I, Zadrobilek E (1985) Überwachung der Nierenfunktion Sepsis. Anästh Intensivther Notfallmed 20: 282–286
13. Zarich S, Fang LST, Diamond JR (1985) Fractional excretion of sodium. Exceptions to its diagnostic value. Arch Intern Med 145: 118

Korrespondenz: Dr. G. Biesenbach, II. Medizinische Abteilung, Allgemeines Krankenhaus, Krankenhausstraße 9, A-4020 Linz, Österreich

Herz-Kreislauftherapie bei Patienten mit Multiorganversagen

Positive inotrope Substanzen – Vasodilatoren -Vasokonstriktoren

K. Lenz

Intensivstation, Klinik für Innere Medizin IV, Universität Wien, Österreich

Die Ursachen für die Entstehung eines Multiorganversagens sind vielfältig, die genauen Pathomechanismen bislang nicht geklärt. Eine Gewebehypoxie ist im fortgeschrittenen Stadium zu finden, zu Beginn ist diese jedoch nicht immer als Auslöser zu verifizieren. Nichtsdestoweniger ist ein ausreichender Sauerstofftransport Vorraussetzung für die Beherrschung des Multiorganversagen. Dieser Sauerstofftransport kann sowohl durch eine verminderte Oxygenierung des Blutes im Rahmen einer respiratorischen Insuffizienz als auch durch eine Abnahme der myokardialen Kontraktilität beeinträchtigt. Diese Kontraktilitätsstörungen sind nicht nur bei primär kardialen Erkrankungen im Rahmen einer ischämischen oder entzündlichen Herzerkrankung sondern auch bei toxischen Zustandsbildern wie z. B. bei Sepsis zu finden. Weiters konnte bei Patientens mit Polytrauma gezeigt werden, daß jene mit supranormalem Herzzeitvolumen eine bessere Prognose aufwiesen als jene mit einer normalen Herzauswurfleistung. Daraus wurde das Konzept entwickelt, daß bei jenen Patienten durch eine medikamentöse Therapie eine Erhöhung des Herzminutenvolumens anzustreben sei [28]. Eine Abhängigkeit des Sauerstoffverbrauches vom Sauerstofftransport konnte im fortgeschrittenem Stadium des Multiorganversagens gefunden werden, sodaß bei diesen Patienten eine Erhöhung des Angebotes von Sauerstoff relevant für den weiteren Krankheitsverlauf ist.

Zur Beherrschung der verschiedenen Faktoren, die zu einer Gewebehypoxie führen und das Multiorganversagen (MOF) mitauslösen und zunehmend verschlechtern, werden neben den spezifischen Maßnahmen zur Ausschaltung der Noxe, medikamentöse Therapien in Form kristalloider und kolloidaler Lösungen, positiv inotroper, vasodilatorisch und vasokonstriktorisch wirkender Substanzen eingesetzt um den Sauerstofftransport insgesamt bzw. die lokale Sauerstoffvesorgung der einzelnen Gewebe zu verbessern. Prospektive Studien, die eine Beeinflussung der Letalität von Patienten mit Multiorganversagen durch Einsatz dieser kreislaufaktiven Substanzen gezeigt hätten, liegen bislang nicht vor. Zu beachten ist weiters, daß der regionale Blutfluß und der Sauerstoffbedarf durch diese Substanzen eventuell erhöht und damit ein mögliches Mißverhältnis zwischen Sauerstoffangebot/Sauerstoffbedarf nicht verbessert, sondern u. U. sogar verschlechtert werden kann.

Vorraussetzung für den Einsatz vasoaktiver Substanzen ist eine Normalisierung des intravaskulären Volumens. Das Bedarfsvolumen ist beim Intensivpatienten meist höher als das Sollvolumen, die Differenz kann hierbei beim Sepsispatienten +50% kurzfristig betragen [2]. Eine „Normalisierung" des intravaskulären Volumens muß daher anhand der Messung von kardialen Füllungsdrucken und/ oder Füllungsvolumina eruiert werden.

Katecholamine

Die Effekte der Katecholamine Dopamin, Dobutamin, Dopexamin, Noradrenalin und Adrenalin sind dosisabhängig. *Dopamin* führt in einer Dosierung von 0,5–1,5 ug/kg.min durch Aktivierung von DA1 und DA2 Rezeptoren zu einer Vasodilatation im Nierengefäß-, Mesenterialgefäß-, Hirngefäß- und Koronargefäßbett [12]. Die Harnausscheidung und Natriurese nimmt zu. Bei einer Infusionsrate von 2–4 ug/kg.min kommt es über eine Aktivierung von β1 Rezeptoren zu einer Zunahme der Auswurfleistung und Frequenz des Herzens. Höhere Dosen führen über eine Aktivierung von alpha1 und alpha2 Rezeptoren zu einer Vasokonstriktion. Weiters wird Noradrenalin aus sympathischen Nervenendigungen am Herzen freigesetzt. Insgesamt kann ein blutdrucksteigernder Effekt ab Dosen von 2 ug/kg.min beobachtet werden, wenngleich meist Dosen über 10 ug/kg.min notwendig sind [16], in Einzelfällen wurden Dosen von über 500 ug/kg.min zur

Blutdrucksteigerung bei Patienten im kardiogenen Schock verwendet [23]. Da dies jedoch eine ungünstigen Effekt auf den myokardialen Sauerstoffbedarf/Angebot Quotienten hat, wurde zur Blutdruckerhöhung bei Patienten mit koronarer Herzkrankheit die Dopamindosis mit max. 12 ug/kg.min angegeben. Ist damit keine ausreichende Blutdrucksteigerung möglich, sollte anstatt Dopamin besser Noradrenalin aufgrund eines günstigeren Effektes auf den myokardialen Energieverbrauches bei diesen Patienten verwendet werden [21]. Die Fähigkeit von niedrig dosiertem Dopamin die Nierengesamtperfusion, die Nierenrindendurchblutung, die glomeruläre Filtration und die Harnproduktion zu erhöhen, führte dazu, daß Dopamin in der Behandlung und/oder Prävention des akuten Nierenversagens eingesetzt wurde und wird. Der erste positive Effekt von Dopamin in der Behandlung des akuten Nierenversagens wurde 1970 berichtet, es wurde hier Dopamin in einer Dosierung von 4,0 ug/kg.min in Kombination mit Diuretika verabreicht, wodurch eine Besserung des Harnflusses erzielt werden konnte [31]. In der Folge wurden sehr viele Arbeiten über positive Effekte von Dopamin allein oder in Kombination auf die Nierenfunktion veröffentlicht, wobei allerdings es sich in der Mehrzahl um postoperative Patienten nach einer Herzoperation handelte, sodaß mögliche positiv inotrope Effekte nicht ausgeschlossen werden konnten [27].

Unterschiedliche Ergebnisse liegen bezüglich der prophylaktischen Gabe von Dopamin zur Prävention des Nierenversagens vor [27].

Aufgrund der bislang vorliegenden Daten sollte daher Dopamin bei Patienten mit akutem Nierenversagen nach Normalisierung des intravasalem Volumen in einer Dosierung von 0,5–2 ug/kg.min eingesetzt werden, bei einem Fortbestehen der Oligo-Anurie über 24 Stunden sollte die Substanz jedoch wiederum abgesetzt werden [26]

Bei Patienten mit funktionellem Nierenversagen im Rahmen einer dekompensierten Leberzirrhose ist durch dopaminerge Substanzen keine relevante Besserung der Nierenfunktion möglich. So konnte durch selektive Stimulierung der Dopaminl Rezeptoren mit Fenoldopam bei Patienten mit Leberzirrhose eine Zunahme des Lebervenenverschlußgradienten und des Azygosblutflusses, nicht jedoch der Nierendurchblutung, der Harnausscheidung und der renalen Natriumelimination induziert werden [14].

Dobutamin bewirkt aufgrund seiner β1 adrenergen Wirkung eine Erhöhung der Herzauswurfleistung. Durch die zusätzliche Wirkung auf β2 Rezeptoren führt Dobutamin zu einer Vasodilatation. Der pulmonalkapilläre Verschlußdruck wird durch Dobutamin im Gegensatz zu Dopamin gesenkt, wodurch diese Substanz als Medikament der ersten Wahl bei der schweren Linksherzinsuffizienz herangezogen wird. In einer Untersuchung zur Beeinflussung der Organdurchblutung konnte durch Dobutamin eine vorwiegende Erhöhung der Muskeldurchblutung und Nierendurchblutung bei Patienten mit schwerer Herzinsuffizienz gezeigt werden, während die Splanchnikusdurchblutung unverändert blieb [17]. Sowohl Dobutamin als auch Dopamin können zu einer Zunahme des intrapulmonalen Shunts führen, dies wird jedoch nicht durch Eröffnung einer hypoxisch bedingten Vasokonstriktion als vielmehr durch die Erhöhung des Blutflusses bedingt [18].

Dopexamin ist ein synthetisches Katecholamin, das sowohl auf dopaminerge Rezeptoren als auch β2 Rezeptoren und β1 Rezeptoren wirkt. Die Infusion von 2 ug/kg.min Dopexamin führte bei Patienten mit schwerer Herzinsuffizienz zu einem vergleichbaren Anstieg des Herzindex wie er durch Gabe von 10 ug/kg.min Dobutamin zu erzielen war. Die Reduktion des systemischen Gefäßwiderstand war größer durch Dopexamin, die Reduktion des PCWP vergleichbar [5]. Im Vergleich zu Dobutamin kommt es jedoch zu einer signifikanten Zunahme der Splanchnikusdurchblutung durch Dopexamine [17]. Die in klinischen Studien beobachtete ausgeprägte positive Inotropie steht im Kontrast zu tierexperimentellen Studien, in denen diese nur gering ausgeprägt war [7]. Möglicherweise kommt jedoch hier die myokardiale β2 Stimulierung bei gleichzeitiger Downregulation der β1 Rezeptoren zum Tragen.

Noradrenalin führt zu einer Vasokontriktion in allen Gefäßabschnitten. Escape Phänomene sind im Splanchnikusgebiet beschrieben worden [13]. Noradrenalin wurde bei Patienten mit septischen Schock und bei Pankreatitis eingesetzt, bei denen trotz Volumentherapie und Dopamin eine Hypotension weiterbestand [8]. Es konnte hier neben der Verbesserung des Blutdruckes auch ein Besserung der Harnausscheidung beobachtet werden [20, 24]. Es liegen jedoch bislang keine kontrollierten klinischen Studien vor, die eine Besserung der Prognose durch Einsatz dieser Therapie gezeigt hätten. In tierexperimentellen Untersuchungen im Endotoxinschock am Schwein konnte durch Noradrenalin außer einer Verbesserung der Durchblutung des linken Ventrikels, keine weitere Verbesserung von Organdurchblutungen gefunden werden [6]. Der Effekt von Noradrenalin beruht sicherlich nicht alleine auf der direkten Beeinflussung des Perfusionsdruckes, sondern auch auf der Beeinflussung anderer im Rahmen der Erkrankung stimulierter Hormonsysteme. So konnte durch Noradrenalin bei Patienten mit dekompensierter Leberzirrhose eine Verbesserung der Harnmengen ohne Besserung der Durchblutung bzw. glomerulären Filtration gefunden werden [22]. Als Ursache muß hier eine Abnahme der nicht osmotisch bedingten vermehrten Ausschüttung von ADH angesehen werden.

Eine weiterer Einsatz ergibt sich beim akuten Rechtsherzversagen im Rahmen von Nachlasterhöhungen. In experimentellen Untersuchungen konnte durch Noradrenalin gegenüber der alleinigen Volumengabe eine Besserung der Herzauswurfleistung erzielt werden [11] Adrenalin ist die Therapie der Wahl beim anaphylaktischen Schock sowie bei der kardiopulmonalen Reanimation. Bei Patienten mit septischen Schock wurde Adrenlin ebenfalls eingesetzt. Es konnte hierbei eine Anhebung des Blutdruckes [13], sowie des Sauerstofftransportes und Sauerstoffverbrauches beobachtet werden [3]. Kontrollierte Studien über die Effektivität liegen jedoch auch bei Adrenalin nicht vor.

Phosphodiesterase III Hemmer

Gehören zur Gruppe der Inodilatoren, da sie sowohl positiv inotrope als auch vasodilatierende Eigenschaften aufweisen. Die Wirkung beruht auf Akkumulation von cAMP durch Hemmung des Abbaus. Im Wirkprofil ähneln diese Substanzen dem Dobutamin, bei etwas längerer Halbwertszeit. Vor allem die Kombinationstherapie mit Dobutamin kann bei Patienten mit kardiogenem Schock zu einer deutlichen Besserung der Herzauswurfleistung führen [10]. Da auch bei Patienten mit septischen Schock eine Downregulation der β Rezeptoren besteht, erscheint auch die Kombinationstherapie von β Mimetika mit Phosphodiesterase III Hemmer bei nicht andäquatem Ansprechen auf die Therapie mit Katecholaminen sinnvoll [30].

Vasodilatoren

Eine gesicherte Effektivität weist die Vasodilatorentherapie bei Patienten mit Herzinsuffizienz auf. Ziel einer Vasodilatorentherapie bei Patienten mit Herzinsuffizienz ist die diastolische (Vorlast) und systolische (Nachlast) Entlastung des Herzens mit dem Ziel der Abnahme der Lungenstauung durch Abnahme des vonösen Rückstromes, Verbesserung der Ventrikelfunktion durch Abnahme der Nachlast und Abnahme des myokardialen Sauerstoffverbrauches mit Senkung der Ischämiegefährdung des Myokards. Daraus resultiert eine Verbesserung der Oxygenierung und der Herzauswurfleistung, beide Faktoren führen zu einer Besserung des Sauerstofftransportes. Die Wirkung der einzelnen Vasodilatoren auf das venöse und arterielle System ist unterschiedlich und bei einzelnen Substanzen auch dosisabhängig.

Auch im Bereich der Mikrozirkulation sind unterschiedliche Effekt zu sehen. So wird der lokale pO_2 durch Nitroglycerin weniger beeinträchtigt als durch Natriumnitroprussid [9].

Der Einsatz von *Prostaglandinen* bei Patienten mit Multiorganversagen beruht auf mehreren möglichen positiven Effekten [1]: Verbesserung der Mikrozirkulation, Vasodilation in der Mikrozirkulation, Hemmung der Plättchenaggregation mit Thromboxan A2 Freisetzung, Fibrinolyseeffekt, Hemmung der Leukozytenaktivierung mit Hemmung der Adhäsion am Gefäßendothel, Hemmung der Monozytenaktivierung und der Freisetzung von Monokine, Cytoprotektion, Vasodilation der Pulmonalgefäße, erhöhter Transport von Antibiotika zum septischen Fokus.

Während in kleineren Studien der Einsatz von Prostaglandin E1 bei Patienten mit ARDS im Rahmen eines Trauma bzw. Sepsis eine Verbesserung der Überlebensrate zeigte [15], konnte dies in einer großen randomisierten Doppelblind-Multicenterstudie nicht bestätigt werden [3]. Allerdings konnte durch Einsatz dieser Substanz der Sauerstofftransport erhöht werden, sodaß bei angenommener Störung der O_2 Extraktion in der Peripherie, der Einsatz von Prostaglandinen möglicherweise doch von gewisser Effektivität sein könnte [23]

Zusammenfassend kann gesagt werden, daß sowohl positiv inotrope als auch vasodilatierende und vasokonstriktorische Substanzen bei Patienten mit Multiorganversagen das Sauerstoffangebot verbessern können. Zubeachten jedoch ist, daß eine Erhöhung des Sauerstofftransportes nicht gleichbedeutend ist mit einer Besserung der Organversorgung, durch Umverteilung sind hier auch organabhängige Verschlechterungen möglich.

Literatur

1. Bihari DJ, Tinker J (1988) The therapeutic value of vasodilator prostaglandins in multiple organ failure associated with sepsis. Intensive Care Med 15: 2–7
2. Blauhut B, Lundgard-Hansen P (1990) Blut und Blutersatzmittel. In: Deutsch E, Lasch HG, Lenz K (Hrsg) Lehrbuch der Internistischen Intensivtherapie. Schattauer, Stuttgart New York, S 120–146
3. Bollaert PE, Bauer P, Audibert G, Lambert H, Larcan A (1990) Effects of epinephrine on hemodynmaics and oxygen metabolism in dopamine resistant septic shock. Chest 98: 949–953
4. Bone RC, Slotman G, Maunder R, Silverman H, Hyers TM, Kerstein MD, Ursprung JJ (1989) Randomized double blind, multicenter study of prostaglandin El in patients with the adult respiratory distress syndrome. Chest 96: 114–119
5. Bonnier JJ (1986) Dopexamine hydrochlorid, haemodynamic effects in chronic cardiac failure, a comparison with dobutamine. Abstracts X World Congress of Cardiology, Washington DC, p 1076
6. Breslow MJ, Miller CF, Parker SD, Walman AT, Traystman RJ (1987) Effect of vasopressors on organ blood flow during endotoxin shock in pigs. Am J Physiol 252 (Heart Circ Physiol 21): H291–H300
7. Brown RA (1985) Dopexamine: a novel agonist at peripheral dopamine receptors and β2-adrenoceptors. Br J Pharmacol 85: 599–608
8. Dejars P, Pinaud M, Potel G, Tasseau F, Touze MD (1987) A reappraisal of norepinephrine therapy in human septic shock. Crit Care Med 15: 134–137
9. Endrich B, Franke N, Peter K, Messmer K (1987) Induced hypotension: action of sodium nitroprusside and nitroglycerin on the microcirculation. Anesthesiology 66: 605–613
10. Gage J, Rutman H, Lucido D (1986) Additive effects of dobutamine and amrinone on myocardial contractility and ventricular performance in patients with severe heart failure. Circulation 74: 367–371
11. Ghignone M, Girling L, Prewitt RM (1984) Volume expansion versus norepinephrine in treatment of a low cardiac output complicating an acute increase in right ventricular afterload in dogs. Anesthesiology 60: 132–135
12. Goldberg LI (1978) A comparison of the vascular dopamine receptor with other dopamine receptors. Ann Rev Pharmacol Exp Ther 116: 356–365
13. Granger DN, Richardson PDI, Kvietys PR, Mortillaro NA (1980) Intestinal blood flow. Gastroenterology 78: 837–863
14. Hadengue A, Moreau R, Bacq Y, Gaudin C, Braillon A, Lebrec D (1991) Selective dopaminel stimulation with fenoldopam in cirrhotic patients with ascites: a systemic, splanchnic and renal hemodynmaic study. Hepatology 13: 111–116
15. Holcroft JW, Vassar MJ, Weber CJ (1986) Prostaglandin El and survival in patients with the adult respiratory distress syndrome: a prospective trial. Ann Surg 203: 371–378
16. Horwitz D, Fox SM, Goldberg LI (1962) Effects of dopamine in man. Circ Res 10: 237–243
17. Leier CV (1988) Regional blood flow response to vasodilators and inotropes in congestive heart failure. Am J Cardiol 62: 86E–93E

18. Lejeune P, Leeman M, Deloof T, Naeije R (1987) Pulmonary hemodynmic response to dopamine and dobutamine in hyperoxic and hypoxic dogs. Anesthesiology 66: 49–54
19. Lipman J, Roux A, Kraus P (1991) Vasoconstrictor effects of adrenaline in human septic shock. Anaesth Intensive Care 19: 61–65
20. Martin C, Eon B, Saux P, Aknin P, Gouin F (1990) Renal effects of norepinephrine used to treat septic shock patients. Crit Care Med 18: 282–285
21. Müller HS (1979) Myokardinfarkt – Kardiogener Schock. Intensivmedizin 16: 115–121
22. Nicholls KM, Shapiro MD, Kluge R, Chung HM, Bichet DG, Schrier W (1986) Sodium excretion in advanced cirrhosis: effects of expansion of central bloodvolume and suppression of plasma aldosterone. Hepatology 6: 235–238
23. Prager H, Haiderer O, Koller H, Sterz H (1981) Hochdosierte Dopaminmedikation im kardiogenen Schock. Intensivmedizin 18: 226 228
24. Redl-Wenzl EM, Armbruster C, Edelmann G, Fischl E, Kolacny M, Wechselr-Fördös A, Sporn P (1990) Noradrenalin im „High output – low Resistant State“ beim septischen Abdominalpatienten. Anaesthesist 39: 525–529
25. Reinhart K, Hannemann L, Kuss B (1990) Optimal oxygen delivery in critcally ill patients. Intensive Care Med 16 [Suppl 2]: 149–155
26. Szerlip HM (1991) Renal-dose dopamin: fact and fiction. Ann Intern Med 115: 153–154
27. Schwartz LB, Gewertz BI (1988) The renal response to low dose dopamine. J Surg Res 45: 574–588
28. Shoemaker WC, Appel PL, Kram HB (1990) Measurement of tissue perfusion by oxygen transport pattens in experimental shock and in high-risk surgical patients. Intensive Care Med 16 [Suppl 2]: 135–144
29. Silverman HJ, Slotman G, Bone RC, Maunder R, Hyers T, Kerstein MD, Ursprung JJ (1990) Effects of prostaglandin E1 on oxygen delivery and consumption in patients with the adult respiratory distress syndrome. Chest 98: 405–410
30. Silverman HJ (1990) Myocardial dysfunction in sepsis. In: Vincent JL (ed) Update in intensive care and emergency medicine. Springer, Berlin Heidelberg New York Tokyo, pp 87–99
31. Talley RC, Forland M, Beller B (1970) Reversal of acute renal failure with a combination of intravenous dopamine and diuretics. Clin Res 18: 518–522

Korrespondenz: Univ.-Doz. Dr. K. Lenz, Intensivstation, Klinik für Innere Medizin IV, Währinger Gürtel 18–20, A-1090 Wien, Österreich

Extrakorporale Therapieverfahren: Möglichkeiten und klinische Relevanz bei Patienten mit septischem Multiorganversagen

S. Kääb, G. Pilz, R. Appel, W. Samtleben, H.J. Gurland und
K. Werdan

Medizinische Klinik I, Klinikum Großhadern, Ludwig-Maximilian-Universität,
München, Bundesrepublik Deutschland

Einleitung

Bei schwerkranken Patienten auf Intensivstationen stellen Sepsis und septischer Schock nach wie vor eine der häufigsten Todesursachen dar [48]. Besonders beim septischen Schock blieb die Letalitätsrate mit 50–60% [46] trotz moderner intensivmedizinischer Maßnahmen über die letzten Jahrzehnte unverändert hoch [3]. Entscheidend für die Prognose der septischen Patienten ist dabei weniger das Ausmaß und die Art der Infektion als vielmehr die Entwicklung und Schwere des septischen Multiorganversagens (MOV) [40]. Sepsis und septischer Schock sind auch Hauptursache des akuten Nierenversagens (ANV) auf Intensivstationen [42, 58, 67, 68], was die Prognose zusätzlich verschlechtert [3, 7, 21, 33, 43].

Für die Entstehung des septischen Multiorganversagens wird eine Mediator-Kaskade – initiiert durch ein schädigendes Agens (z. B. Trauma, Toxin) – verantwortlich gemacht, was zu einer generalisierten Entzündugsreaktion mit nachfolgender Organschädigung führt [20].

Infolge des technischen Fortschrittes bei extrakorporalen Therapieverfahren und des besseren Verständnisses des septischen Multiorganversagens, setzt sich in den letzten Jahren eine differenzierte Anwendung verschiedener Blutreinigungsverfahren bei Intensivpatienten mit Sepsis durch. Die Wahl des geeignetsten Verfahrens hängt von der Effektivität der Methode und ihrer möglichen Nebenwirkungen auf das zerebrale, pulmorale und kardiovaskuläre System ab [56]. Neuere Untersuchungen beschäftigen sich mit den Möglichkeiten, durch Filtrationsverfahren nicht nur generell die Nierenfunktion zu ersetzen, sondern spezifisch Toxine und Mediatoren zu eliminieren, die das septische Geschehen unterhalten [6, 28, 29, 63, 69].

Im folgenden soll ein kurzer Überblick über die derzeit zur Verfügung stehenden gebräuchlichen extrakorporalen Therapieverfahren bei Patienten mit septischem Multiorganversagen gegeben werden. Unter Berücksichtigung aktueller Literatur werden Möglichkeiten und Grenzen sowie die klinische Relevanz der einzelnen Verfahren beleuchtet.

Verfahren der extrakorporalen Therapie

Methoden

Die *Hämodialyse* [30] bedient sich zum einen der Diffusion durch eine semi-permeable Membran entlang eines Konzentrationsgradienten (als Filter werden überwiegend zellulosische Membranen verwendet, z. B. Cuprophan®, Zellulose-(di)/(tri)-azetat, Hemophan®), zum anderen wird entlang eines hydrostatischen Druckgefälles durch Ultrafiltration Flüssigkeit entzogen [57]. Hämodialyse ermöglicht dabei eine gute Clearance niedermolekularer Substanzen (Molekulargewicht [MW] < 1.000 Dalton).

Bei der *Hämofiltration* [23] werden ähnlich der glomerulären Filtration gelöste Substanzen durch Konvektion mit dem Hauptstrom einer Flüssigkeit durch eine hochpermeable, meist synthetische, Membran (z. B. Polysulfon, Polyacrylonitril, Polyamid, Polycarbonat, Polymethylmethacrylat) entlang eines Druckgradienten transportiert. Die tubuläre Funktion wird dabei teilweise durch die Infusion einer entsprechenden Ersatzlösung imitiert. Die Flüssigkeitsbilanz ist durch Regulierung von Ultrafiltration und Substitution leicht zu steuern. Bei der Hämofiltration ist die Clearance bis zum Cut-off-point der Membran unabhängig vom Molekulargewicht, was in einer besseren Clearance von Molekülen mittleren Molekulargewichtes resultiert (MW 500–10.000 Dalton).

Die *Plasmapherese* wird zur Abtrennung von Blutplasma verwendet [55]. Dabei wurden initial relativ komplexe und wenig mobile Geräte verwendet [54], was den Einsatz bei kritisch kranken Intensivpatienten erschwerte. Mit der Einführung verbesserter Techniken gewann die Plasmapheresetherapie auch in der Intensivmedizin an Bedeutung [37, 51]. Analog zur Hämofiltration wird dabei Plasma mit allen darin gelösten makromolekularen Substanzen durch eine mikroporöse Membran (z. B. Polypropylen®-Hohlfasern), deren Porendurchmesser (0,2 bis 0,65 µm) die maximale filtrierbare Molekülgröße bestimmt, aufgrund eines niedrigen transmembranösen Molekülgradienten von zellulären Blutbestandteilen getrennt, die dem Patienten anschließend wieder zurückgeführt werden. Ein Austausch von 100–150% des Gesamt-Plasmavolumens (3–4 l bei 70 kg KG) wird als angemessen angesehen [51, 55]. Der notwendige Plasmaersatz wird mit Albumin-Lösung, fresh frozen Plasma (FFP) und zum Teil auch mit sythetischen Plasmaexpandern durchgeführt.

Methodische Probleme extrakorporaler Therapieverfahren

Die Dialyse- und Hämofiltrationsverfahren können kontinuierlich oder intermittierend über unterschiedliche Zeiträume eingesetzt werden. Zugang zur Zirkulation erfolgt durch *Punktion* großer Venen (veno-venös), durch Punktion einer Arterie und einer Vene (arterio-venös) oder durch einen arterio-venösen Shunt, wobei es zu den typischen Komplikationen (z. B. Katheter-assoziierte Infektionen) kommen kann.

Der *Blutfluß* durch das Filtersystem wird bei veno-venösen Verfahren durch eine Pumpe erzeugt, bei den spontanen arterio-venösen Verfahren durch die Herzaktion, einen ausreichenden systemischen Blutdruck vorausgesetzt.

Selbst bei stark blutungsgefährdeten Patienten kann ohne Beeinflussung der systematischen *Gerinnung* durch minimale Heparinisierung des externen Kreislaufes eine Thrombosierung des extrakorporalen Systems vermieden werden [56].

Bioinkompatibilität ist das Ergebnis von Wechselwirkungen zwischen Plasmaproteinen und Blutzellen auf der einen und der Membranoberfläche auf der anderen Seite [56, 59]. Wesentliche Determinanten der Bioinkompatibilität sind die Aktivierung von Komplement,

Granulozyten, Thrombozyten, Monozyten und der plasmatischen Gerinnung [1, 10, 15, 36].

Wird im Rahmen des Volumenersatzes auch die *Substitution* von Fremdeiweiß erforderlich, besteht die Gefahr allergischer Reaktionen. Bei der Plasmapherese liegt neben der Albuminsubstitution eine potentielle Gefahr in der Substitution von FFP, Gerinnungsfaktoren und Immunglobulinen [17, 45, 51, 54, 56].

Effekte extrakorporaler Therapieverfahren

Kontrolle der Flüssigkeitsbilanz: Die ausgewogene Flüssigkeitsbilanz kritisch Kranker mit ANV stellt ein schwieriges Problem dar. Der Bedarf an adäquater hochkalorischer parenteraler Ernährung [3] und den damit verbundenen Flüssigkeitsmengen steht im Konflikt mit der Gefahr der Überwässerung. Der enorme Flüssigkeitsumsatz bei einzelnen Hämofiltrationsverfahren birgt die Gefahr erheblicher Bilanzierungsfehler [26, 62].

Elektrolytgleichgewicht: Homöostase der Elektrolyse wird durch Anpassung des Dialysates oder der Flüssigkeitssubstitution erzielt. Eine schwere Hyperkaliämie bei hyperkatabolen Patienten kann mit Systemen niedriger Clearance (CAVHF) nicht behoben werden [56].

Säure-Basen-Gleichgewicht: Das Säure-Basen-Gleichgewicht wird durch den Zusatz von adäquaten Puffersubstanzen zum Dialysat oder zur substituierten Flüssigkeit aufrecht erhalten [56].

Elimination urämischer Stoffe: Urämische Stoffe mit niedrigem MW (Harnstoff, Kreatinin), wie sie besonders bei hyperkataboler Stoffwechsellage anfallen, können durch Diffusion eliminiert werden, üblicherweise durch intermittierende Hämodialyse (HD), urämische Substanzen mit höherem MW durch Hämofiltration (HF).

Mögliche akute Nebenwirkungen extrakorporaler Therapieverfahren

Zentralnervensystem: Die wesentliche Beeinträchtigung des Zentralnervensystems ist das mit Kopfschmerzen, Übelkeit, Muskelkrämpfen, Hypertonie, Desorientiertheit bis hin zum Koma und generalisierten Krampfanfällen einhergehende dialysebedingte Dysäquilibrium-Syndrom [39]. Das zugrundeliegende Hirnödem entsteht vermutlich durch einen kompensatorischen Wassereinstrom aufgrund einer erhöhten intrazerebralen Osmolarität, zum einen wegen einer durch die

Blut-Hirn-Schranke im Verhältnis zum Intravasalraum verzögerten Harnstoffelimination, zum anderen durch die Entwicklung einer Liquorazidose [56]. Wegen der geringeren Clearance für kleine Moleküle verursacht die Hämofiltration geringere Osmolaritätsunterschiede und sollte der Hämodialyse in allen Fällen eines von einem erhöhten Hirndruck begleiteten ANV vorgezogen werden [13]. Kontinuierliche Hämofiltration wurde sogar schon zur Therapie des Hirnödems vorgeschlagen [14].

Lunge: Flüssigkeitsentzug entfernt auch extravaskuläres Lungenwasser und führt so zu einem besseren Gasaustausch [61]. Darüberhinaus wird der Elimination von Mediatoren, die für die Pathogenese des ARDS entscheidend sind, eine zunehmende Bedeutung beigemessen [19, 52]. Andererseits können Komplementaktivierung [12, 65], Azetat-induzierte Hypoventilation [16], alveoläre Hypoventilation bei Azidosekorrektur [16] sowie ein Abfall der venösen Sauerstoffsättigung aufgrund eines erniedrigten Herzzeitvolumens oder eines erhöhten Sauerstoffverbrauchs [5, 41] auch zu einer Verschlechterung der pulmonalen Situation führen.

Hämodynamik: Der Einsatz extrakorporaler Therapieverfahren führt zur Beeinflussung der Plasmaspiegel verschiedener vasoaktiver Substanzen wie z. B. Histamin (MW 127), Katecholamine (MW 160), Serotonin (MW 210), Leukotriene (MW 600), Prostaglandine (MW 600), putative myokardial depressive Faktoren (vermutetes MW um 800–1.000), Bradykinin (MW 1206), atrialer natriuretischer Faktor (MW 3.000) [56].

Zum gegenwärtigen Zeitpunkt gibt es wenige Studien, die die unterschiedliche Clearance vasoaktiver Substanzen bei unterschiedlichen extrakorporalen Therapieverfahren untersucht haben [2, 11]. Theoretisch müßte die Clearance der einzelnen Substanzen in Abhängigkeit von ihrer Größe bei Hämofiltration und Dialyse unterschiedlich sein. Die infolge von Bioinkompatibilität beobachtete Komplementaktivierung und Produktion von Interleukin-1 [8, 15, 65] kann zu pulmonaler Hypertonie und systematischer Hypotonie führen, entweder direkt über die Freisetzung vasoaktiver Mediatoren (Thromboxan, PGE2, Prostazyklin, Histamin) oder indirekt durch Hypoxämie [56]. Veränderungen der Elektrolytkonzentrationen können zu Herzrhythmusstörungen (K^+) [44], Veränderung myokardialer Kontraktilität (Ca^{2+}) [25] oder der glatten Gefäßmuskulatur (Ca^{2+}, Mg^{2+}, Na^+)

[56] führen. Veränderungen des zirkulierenden Blutvolumens und damit des Preloads sind Folgen der Ultrafiltration oder eines Volumenshifts [24, 39]. Bei Anwendung kontinuierlicher Verfahren ist es möglich, große Schwankungen des zirkulierenden Blutvolumens zu vermeiden.

Ist der Zustand des Patienten hämodynamisch stabil, kann eine Hämodialyse durchgeführt werden. Hypotonie kann vermieden werden durch die Infusion von Humanalbumin [27], durch Erhöhung der Natriumkonzentration im Dialysat [35], durch sequentielle Ultrafiltration und Dialyse [53] sowie durch den Einsatz von Bicarbonat als Dialysepuffer. Beim hämodynamisch instabilen Patienten solle der Hämofiltration der Vorzug gegeben werden. Hämofiltration führt zu geringeren Osmolaritätsänderungen und somit zu einer geringeren Volumenverschiebung und ist effektiver bei der Clearance mittelgroßer Moleküle. Kontinuierliche Verfahren sind auch für hämodynamisch instabile Patienten geeignet.

Einsatz extrakorporaler Therapieverfahren bei Patienten mit septischem Multiorganversagen

Ergebnisse

Erst durch die Einführung der kontinuierlichen arterio-venösen Hämofiltration durch Kramer im Jahre 1977 [31, 32] zeigten sich erstmals bessere Therapieansätze bei der Behandlung des ANV bei kritisch Kranken.

Tabelle 1. Extrakorporale Therapieverfahren: Übersicht

CAVHF	continous arterio-venous hemofiltration
CAVHD	continous arterio-venous hemodialysis
CAVHF-D	continous arterio-venous hemodiafiltration
CAVHF-D-P	continous arterio-venous hemodiafiltration with plasmapheresis
CAVP	continous arterio-venous plasmapheresis
CPVVHF	continous pumpdriven veno-venous hemofiltration
IPVVHF	intermittend pumpdriven veno-venous hemofiltration

Tabelle 2. Ergebnisse extrakorporaler Therapieverfahren bei septischem MOV mit ANV.
Literaturübersicht

Autor (Jahr)	Patientenzahl	Kollektiv	Schweregrad-Klassifikation	Methode	Ultrafiltrat (l/d)	Letalität
Maher (1989)	90	internistisch (n = 49) chirurgisch (n = 41)	APACHE II Score Tag 0: 26	CAVHF (n = 65) CAVHD (n = 22)	–	66 (73%)
Voerman (1990)	17	–	sept. Schock (n = 13)	CAVHD	2,5	12 (71%)
Wendon (1989)	29	–	APACHE II Score Tag 0: 24	CPVVHF	31,2	14 (48%)
List (1990)	63	–	MOV (n = 58) sept. ANV (n = 28)	IPVVHF	24–28	23 (37%)
Barzilay (1989)	39	–	sept. MOV	CAVHF (n = 14)	13,9	10 (71%)
				CAVHF-D (n = 6)	12,4	3 (50%)
				CAVHF-D-P (n = 11)	7,6	4 (36%)
Storck (1991)	116	chirurgisch	ANV	CAVHF (n = 48)	7,0	42 (87,5%)
				CPVVHF (n = 68)	15,7	48 (70,6%)[*]

[*] Unterschied = p < 0,05

Zum gegenwärtigen Zeitpunkt fehlt es an großen, prospektiven Studien, die die einzelnen extrakorporalen Therapieverfahren kritisch vergleichen. In Tabelle 2 sind wesentliche Daten verschiedener neuerer Studien zur Anwendung extrakorporaler Therapieverfahren bei septischen MOV mit begleitendem ANV zusammengetragen. Maher [38] konnte bei seiner Untersuchung keinen signifikanten Unterschied zwischen CAVHF und CAVHD bezüglich Letalität feststellen. In dieser Untersuchung mußte bei 33% der CAVHF-Patienten intermittierend konventionell hämodialysiert werden. Voerman [66] konnte zeigen, daß die CAVHD der herkömmlichen intermittierenden Hämodialyse nicht unterlegen ist. Wendon [68] fand, daß CPVVHF die Hämodialysebehandlung völlig ersetzen kann. Ein Therapieerfolg ließ sich innerhalb von zwei Tagen nach Therapiebeginn anhand eines signifikanten APACHE II Score Abfalls (7 Punkte) bei Patienten, die überlebten, nachweisen. List [34] konnte in seiner Studie darüberhinaus zeigen, daß auch bei IPVVHF eine ausreichende Clearance urämischer Stoffe erzielt werden kann, wenn die Menge des täglichen Ultrafiltrats entsprechend hoch gehalten werden kann. Durch die vergleichende Untersuchung unterschiedlicher Kombinationen extrakorporaler Therapieverfahren fand Barzilay [4] eine vielversprechende Letalitätssenkung bei septischem MOV durch den kombinierten Einsatz von CAVHF mit Hämodialyse und Plasmapherese, die jedoch wegen der geringen Fallzahl und des retrospektiven Charakters in weiteren Studien bestätigt werden muß.

In eigenen Untersuchungen beobachten wir [28, 49, 69, 79] bei Patienten mit schwerstem septischem MOV durch den Einsatz der CAVP eine Verbesserung des MOV und des Sepsisschweregrades, gemessen am APACHE II Score (von 33 auf 29 Punkte) und Elebute Sepsisscore (von 21 auf 17 Punkte) innerhalb von vier Tagen nach Therapiebeginn. Darüberhinaus fand sich bei 4 von 10 Patienten ein deutlicher Anstieg des systematischen Gefäßwiderstandes (SVR) (Abb. 1) [70], was als prognostisch günstiger Parameter angesehen wird [22, 47, 49]. Diese Ergebnisse stehen in Einklang mit den tierexperimentellen Daten von Stein und Mitarbeitern, die bei Schweinen mit Sepsis durch Einsatz der CPVVHF eine Besserung nachweisen konnten [60], wobei allerdings der grundlätzliche methodische Unterschied zwischen Plasmaseparation und Hämofiltration berücksichtigt werden muß.

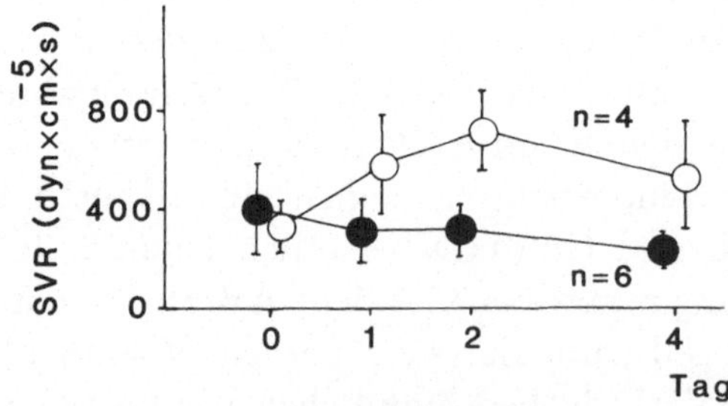

Abb. 1. SVR-Verlauf unter Plasmapherese (x ± SD) bei Patienten mit Ansprechen auf die Therapie („Responder": ●-●, Definition siehe [49]) sowie bei „Non-Respondern": ○-○. Aus [70]

In einer vergleichenden Fallbeobachtung bei drei additiven Sepsistherapiemaßnahmen: a) i.v. Immunglobulin (IG) (Polyglobin N®, Dosierung Tag 0: 11,1 ± 2,1 ml/kg KG, Tag 1: 6,2 ± 0,9 ml/kg KG, nicht wie fälschlicherweise in [28] angegeben), b) CAVHF und c) CAVP konnte in der IG-Gruppe (n=26) und der CAVP-Gruppe (n=11) eine Besserung des septischen MOV in unmittelbarem Zusammenhang mit dem Therapiebeginn beobachtet werden, wobei der positive Effekt am ehesten der Neutralisation (IG) bzw. der Elimination (CAVP) der das septische MOV unterhaltenden Toxine und Mediatoren zugeschrieben wurde [28, 49, 50].

Die Möglichkeit, eine akute septische Kardiomyopathie [71] durch den Einsatz extrakorporaler Therapieverfahren günstig zu beeinflussen, wird durch tierexperimentelle Untersuchungen von Gomez und Mitarbeitern [18] unterstützt. Die Autoren konnten zeigen, daß sich die linksventrikuläre Dysfunktion bei septischen Hunden durch CAVHF beheben ließ, was sie der Elimination eines filtrierbaren cardiodepressiven Faktors in der Sepsis (FCS, MW < 30.000 Dalton) zuschrieben [18].

Zur Elimination von Toxinen und Mediatoren, die für die Entwicklung eines septischen MOV bedeutsam sind, durch extrakorporale Therapieverfahren liegen bislang nur wenige Daten vor. So gibt es experimentelle Untersuchungen zur Adsorption von Endotoxin an

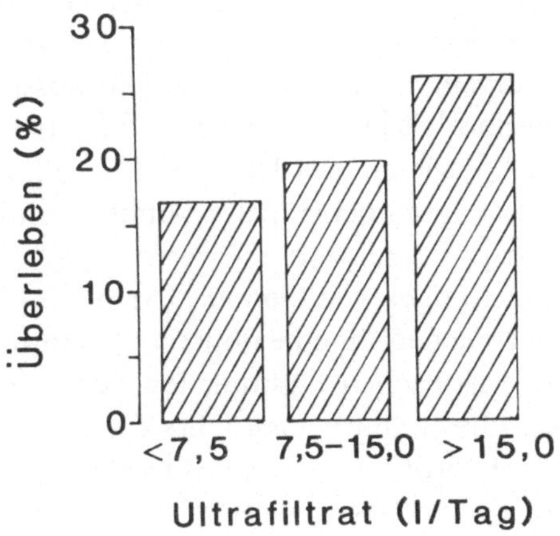

Abb. 2. Abhängigkeit der Überlebensrate von der Menge des täglichen Ultrafiltrates im Gesamtkollektiv von Patienten mit ANV. Aus [63]

Polymyxin B [9] sowie an weitere Substanzen [6]. Kierdorf und Mitarbeiter konnten die Elimination von TNF-α bei 10 Patienten mit MOV durch CAVHF (Ultrafiltrat im Mittel 29,8 1/Tag) nachweisen [29]. Storck und Mitarbeiter [63, 64] konnten in einer prospektiv randomisierten Studie erstmals zeigen, daß die Letalität durch die Menge des täglichen Ultrafiltrats signifikant gesenkt werden kann (Abb. 2).

Diskussion

Maßstab bei der Wahl des geeigneten extrakorporalen Therapieverfahrens kann nicht allein die Möglichkeit des Ersatzes der Nierenfunktion sein. Anzustreben wäre darüberhinaus ein effektives, personell wenig aufwendiges, sicheres und kostengünstiges Verfahren.

Unter Berücksichtigung dieser Kriterien scheint die pumpengetriebene veno-venöse Hämofiltration (CPVVHF) ein vielversprechendes Verfahren zu sein. Der wenig traumatisierende, komplikationsärmere venöse Zugang, die relative Unabhängigkeit vom systemischen arteriellen Blutdruck sowie die relativ langsamen Veränderungen der Homöostase wirken überzeugend. Die mit dieser Methode möglichen hohen Ultrafiltrationsmengen scheinen die Prognose günstig zu beeinflussen [63]. Die Ergebnisse sprechen dafür, daß neben dem adäquaten Nierenersatz auch die Elimination von Toxinen und Mediatoren, die das MOV unterhalten, eine prognostische Rolle spielt.

Inwieweit experimentelle Daten zur Toxinadsorption klinische Bedeutung erlangen, wird sich erst zeigen müssen. In den Untersuchung von Kierdorf [29] konnte zwar die Elimination von TNF-α im Ultrafiltrat nachgewiesen werden, die TNF-Plasmaspiegel und die Prognose der Patienten blieben jedoch unbeeinflußt, was die klinische Relevanz vorerst in Frage stellt.

Die Untersuchungen von Gomez [18], Stein [60] wie auch eigene Daten [49, 71] sprechen für eine günstige Beeinflussung der sepsisbedingten hämodynamischen Dysfunktion durch Hämofiltration bzw. Plasmapherese. Dies könnte angesichts der prognostischen Relevanz der Herzkreislaufstörung in der Sepsis [48] von Bedeutung sein.

Am konsequentesten wird der Gedanke der Toxin- und Mediatorelimination bei der Plasmapherese verfolgt. Die Anwendung dieser Methode beim septischen MOV beschränkt sich in der Regel auf kasuistische Mitteilungen, was sicherlich auch an dem hohen personellen und apparativen Aufwand liegen mag. Der Austausch großer Plasmavolumina und der damit verbundene massive Eingriff in die Homöostase des Körpers [26] erklären die Wirksamkeit der Methode bezüglich Toxin- und Mediatorelimination, bergen andererseits aber auch Risiken und Probleme technischer wie organisatorischer Art. Die Untersuchung von Barzilay und Mitarbeitern zeigt als weitere Möglichkeit die Kombination verschiedener extrakorporaler Therapieverfahren auf der Basis der Hämofiltration im Bestreben, Vorteile zu addieren und Nachteile der einzelnen Verfahren zu minimieren [4].

Schlußfolgerung

Die Einführung verschiedener extrakorporaler Therapieverfahren zur Behandlung des akuten Nierenversagens bei kritisch Kranken mit MOV hat die Prognose dieser Patienten gegenüber der herkömmlichen intermittierenden Hämodialyse verbessern können [34]. Um die Ergebnisse der unterschiedlichen Methoden vergleichen und ihren Stellenwert bei der Therapie septischer Patienten beurteilen zu können, erscheinen derzeit weitere Studien nötig, die über die Objektivierung des Schweregrades der Erkrankung hinaus auch eine eindeutige Quantifizierung des therapeutischen Erfolges zulassen.

Literatur

1. Amato M, Cozzolino F, Bergesio F, Salvadori M, Torcia MG, Carossino A, Sodi A (1988) In vitro interleukin-1 production by different dialyses membranes. Nephrol Dial Transplant 3: 432–434
2. Baldamus CA, Ernst W, Frei U, Koch KM (1982) Sypathetic and hemodynamic response to volume removal during different forms of renal replacement therapy. Nephron 31: 324–332
3. Bartlett RH, Mault JR, Dechert RE, Palmer J, Schwartz RD, Port FK (1986) Continous arteriovenous hemofiltration: improved survival in surgical acute renal failure? Surgery 2: 400–408
4. Barzilay E, Kessler D, Berlot G, Gullo A, Geber D, Zeev IB (1989) Use of extracorporeal supportive techniques as additional treatment for septic-induced multiple organ failure patients. Crit Care Med 17: 634–637
5. Blumberg A, Keller G, (1979) Oxygen consumption during maintenance hemodialysis. Nephron 23: 276–281
6. Bysani GK, Shenep JL, Hildner WK, Stidham GL, Roberson PK (1990) Detoxification of plasma containing lipopolysaccharide by adsorption. Crit Care Med 18: 67–71

7. Cameron JS (1986) ARF in the ICU today. Intensive Care Med 12: 64-70
8. Cheung AK, Henderson LW (1986) Effects of complement activation by hemodialysis membranes. Am J Nephrol 6: 81–91
9. Cohen J, Aslam M, Pusey CD, Ryan CJ (1987) Protection from endotoxemia: a rat model of plasmapheresis and specific adsorption with polymyxin B. J Infect Dis 155: 690–695
10. Colton CK (1987) Analysis of membrane processes for blood purification. Blood Purification 5: 202–251
11. Coraim F, Coraim HP, Laufer G (1987) Die Verbesserung des therapieresistenten Kreislaufversagens und des akuten Lungenversagens durch die kontinuierliche arteriovenöse Hämofiltration (CAVH). Intensivmedizin 24: 280–289
12. Craddock PR, Fehr J, Brigham KL, Kronenberg RS, Jacob HS (1977) Complement and leukocyte mediated pulmonary dysfunction in hemodialysis. N Engl J Med 296: 769–774
13. Davenport A, Goldsmith HJ (1987) Hemofiltration in management of patients with acute renal failure complicated by raised intercranial pressure (letter). Lancet i: 216
14. Demierre B, Kramer P, Spoerri O (1985) Cerebral edema: treatment by continous arteriovenous hemofiltration – a case report. In: Kramer P (ed) Arteriovenous hemofiltration. Springer, Berlin Heidelberg New York, pp 234–240
15. Dinarello AC, Koch KM, Shaldon S (1988) Interleukin-1 and its relevance in patients treated with hemodialysis. Kidney Int 24: 21–26
16. Eiser AR (1985) Pulmonary gas exchange during hemodialysis and peritoneal dialysis: interaction between respiration and metabolism. Am J Kidney Dis 6: 131–142
17. Fateh-Moghadam A, Wick M, Besinger U, Geursen RG (1984) High-dose intravenous gammaglobulin for myasthenia gravis (abstract). Lancet i: 848–849
18. Gomez A, Wang R, Unruh H, Light RB, Bose D, Chau T, Correa E, Mink S (1990) Hemofiltration reverses left ventricular dysfunction during sepsis in dogs. Anesthesiology 73: 671–685
19. Gotloib L, Barzilay E, Shustak A, Wais Z, Jaichenko J, Lev A (1986) Hemofiltration in septic ARDS. The artifical kidney as an artifical endocrine lung. Resuscitation 13: 123–132
20. Goris RJ (1989) Multiple organ failure: whole body inflammation? Schweiz Med Wochenschr 119: 347–353
21. Groeneveld ABJ (1990) Septic shock and multiple organ failure: treatment with hemofiltration? Intensive Care Med 16: 489–490
22. Groeneveld ABJ, Bronsveld W, Thijs LG (1986) Hemodynamic determinants of mortality in human septic shock. Surgery 99: 140–152
23. Henderson L, Besarb A, Michaels A, Bluemle LW (1967) Blood purification by ultrafiltration and fluid replacement (diafiltration). Trans Am Soc Artif Intern Organs 16: 216
24. Henderson LW (1980) Symptomatic hypotension during hemodialysis. Kidney Int 17: 571–576
25. Henrich WL, Hunt JM, Nixon JV (1984) Increased ionized calcium and left ventricular contractility during hemodialysis. N Engl J Med 310: 19–23

26. Isbister JP (1990) The risk/benefit equation for therapeutic plasma exchange. In: Nydegger UE (ed) Therapeutic hemapheresis in the 1990's. Curr Stud Hematol Blood Transf 57: 10–30

27. Jardin F, Prost JF, Ozier Y, Margairaz A (1982) Hemodialysis in septic patients: improvement in tolerence of fluid removal with concentrated albumin as the priming fluid. Crit Care Med 10: 650–652

28. Kääb S, Appel R, Pilz G, Samtleben W, Gurland HJ, Werdan K (1991) Fallbeobachtung bei drei additiven Sepsistherapie-Maßnahmen: i.v. Immunglobuline, Plasmapherese und Hämofiltration (Abstrakt). Intensivmedizin 28: 312–313

29. Kierdorf H, Melzer H, Weißen D, Leue C, Heintz B, Weyhenmeyer S, Sieberth HG (1991) Elimination von Tumornekrosefaktor bei der kontinuierlichen Hämofiltration bei Patienten mit Multiorganversagen (Abstrakt). Intensivmedizin 28: 298

30. Kolff WS, Berk HTJ (1944) The artifical kidney: a dialyzer with great area. Acta Med Scand 117: 121

31. Kramer P (1985) Arteriovenous hemofiltration. Springer, Berlin Heidelberg New York

32. Kramer P, Wigger W, Rieger J, Matthaei D, Scheler F (1977) Arteriovenous hemofiltration: a new simple method for treatment of over-hydrated patients resistant to diuretics. Klin Wochenschr 55: 1121–1122

33. Lazarus JM (1986) Acute renal failure. Intensive Care Med 12: 61–63

34. List WF, Kulier A, Kiesling A, Semu J (1990) Hämofiltration bei akutem Nierenversagen. Erfahrungen einer operativen Intensivstation. Anaesthesist 39: 540–546

35. Locatelli F, Costanzo R, Fillipo S (1978) Ultrafiltration and high sodium concentration dialysis: pathophysiological correlation. Proc Eur Dial Transplant Assoc 15: 253

36. Lonnemann G, Koch KM, Shaldon S, Dinarello CA (1987) Induction of Interleukin-1 from human monocytes adhering to hemodialysis membranes (abstract). Kidney Int 31: 238

37. Lysaght MJ, Samtleben W, Schmidt B, Stoffner D, Gurland HJ (1983) Spontaneous membrane plasmapheresis. Trans Am Soc Artif Intern Organs 29: 506–510

38. Maher ER, Robinson KN, Scoble JE, Farrimond JG, Browne RG, Sweny P, Moorhead JF (1989) Prognosis of critically-ill patients with acute renal failure: APACHE II score and other predictive factors. Q J Med 72 (169): 857–877

39. Mahoney CA, Arieff AI (1982) Uremic encephalopathies: clinical, biochemical and experimental features. Am J Kidney Dis 2: 324–336

40. Marshall J, Sweeney D (1990) Microbial infection and the septic response in critical surgical illness. Sepsis, not infection, determines outcome. Arch Surg 125: 17–23

41. Mault JR, Dechart RE, Bartlett RH (1982) Oxygen consumption during hemodialysis for acute renal failure. Trans Am Soc Artif Intern Organs 28: 510–513

42. Mauritz W, Sporn P, Schindler I, Zadrobilek E, Roth E, Appel W (1986) Akutes Nierenversagen bei abdomineller Sepsis – Vergleich von Hämodialyse und kontinuierlicher arteriovenöser Hämofiltration. Anästh Intensivther Notfallmed 21: 212–217

43. Menashe PI, Ross SA, Gottlieb JE (1988) Acquired renal insufficiency in critically ill patients. Crit Care Med 16: 1106–1109
44. Morrison G, Michelson EL, Brown S, Morganroth J (1980) Mechanism and prevention of cardiac arrhythmias in chronic hemodialysis patients. Kidney Int 17: 811–819
45. Nydegger UE, Rieben R, Jungi TW (1990) Synergy between plasma exchange and intravenous immunoglobulin. In: Nydegger UE (ed) Therapeutic hemapheresis in the 1990's. Karger, Basel, pp 31–50 (Curr Stud Hematol Blood Transf 57)
46. Parker MM, Parillo JE (1983) Septic shock: hemodynamics and pathogenesis. JAMA 250: 3324–3327
47. Parker MM, Shelhamer JH, Natanson C, Alling DW, Parillo JE (1987) Serial cardiovascular variables in survivors and nonsurvivors of human septic shock: heart rate as an early predictor of prognosis. Crit Care Med 15: 923–929
48. Parrillo JE, Parker MM, Natanson C, Suffredini AF, DAnner RL, Cunnion RE, Ognibene FP (1990) Septic shock in humans: advances in the understanding of pathogenesis, cardiovascular dysfunction and therapy. Ann Intern Med 113: 227–242
49. Pilz G, Werdan K (1990) Cardiovascular parameters and scoring systems in the evaluation of response to therapy in sepsis and septic shock. Infection 18: 253–262
50. Pilz G, Kääb S, Neeser G, Class I, Schweigart U, Brähler A, Bujdoso O, Neumann R, Werdan K (1991) Supplemental immunoglobulin (ivIG) treatment in 163 patients with sepsis and septic shock - an observational study as a prerequisite for placebo-controlled clinical trials. Infection 19: 216–227
51. Reimann PM, Mason PD (1990) Plasmapheresis: technique and complications. Intensive Care Med 16: 3-10
52. Rivkind AI, Siegel JH, Guadalupi P, Littleton M (1989) Sequential patterns of eicosanoid platelet, and neutrophil interactions in the evolution of the fulminant post-traumatic adult respiratory distress syndrome. Ann Surg 210: 355–372
53. Rouba JJ, Rotembourg J, Durande JP, Basset JY, Legrain M (1978) Importance of the plasma refilling rate in the genesis of hypovolemic hypotension during regular dialysis and controlled sequential ultrafiltration-hemodialysis. Proc Eur Dial Transplant Assoc 15: 239
54. Samtleben W, Banthien FCA, Werdan K, Schultheiss, Bauriedel G, Schimming I, Autenrieth G, Gurland HJ (1986) Erste klinische Erfahrungen mit der kontinuierlichen spontanen arteriovenösen Membranplasmaseperation in der Intensivmedizin. In: Deutsch (Hrsg) Aktuelle Intensivmedizin 3. Akutes Nierenversagen und extrakorporale Therapieverfahren. Schattauer, Stuttgart, S 411–415
55. Sawada K, Malchesky PS, Nosé Y (1990) Available removal systems: state of the art. In: Nydegger UE (ed) Therapeutical hemapheresis in the 1990s. Karger, Basel, pp 51–113 (Curr Stud Hematol Blood Transf 57)
56. Schetz M, Lauwers PM, Ferdinande P (1989) Extracorporal treatment of acute renal failure in the intensive care unit: a critical view. Intensive Care Med 15: 349–357
57. Silverstein ME, Ford CA, Lysaght MJ, Henderson LW (1974) Treatment of severe fluid overload by ultrafiltration. N Engl J Med 291: 747–751
58. Simpson K, Allison M (1988) Acute renal failure - continous ultrafiltration and bicarbonate haemodialysis (CUPID). Intensive Care World 5: 83–84

59. Streehan N, Crow MJ, Salter MCP (1982) Membrane effect of platelet function during hemodialysis: a comparison of cuprophane and polycarbonate. Artif Organs 6: 324

60. Stein B, Pfenninger E, Grünert A, Schmitz JE, Hudde M (1990) Influence of continous haemofiltration on haemodynamics and central blood volume in experimental endotoxic shock. Intensive Care Med 16: 494–499

61. Stokke T, Burchardi H, Kollr W, Benzer H (1985) Pulmonary interstitial edema: an indication for continous arteriovenous hemofiltration. In: Kramer P (ed) Arteriovenous hemofiltration. Springer, Berlin Heidelberg New York, pp 174

62. Stokke T, Kramer P, Schrader J, Gröne HJ, Burchardi H (1982) Kontinuierliche arteriovenöse Hämofiltration (CAVH). Anaesthesist 31: 579–583

63. Storck M, Hartl WH, Zimmerer E, Inthorn D (1991) Comparison of pump-driven and spontaneous continous haemofiltration in postoperative acute renal failure. Lancet 337: 452–55

64. Storck M, Hartl WH, Inthorn D (1991) Pump-driven hemofiltration (letter). Lancet 337: 1415

65. Vanherweghen JL, Drukker W, Schwarz A (1987) Clinical significance of blood device interaction in hemodialysis. A review. Int J Artif Organs 10: 219–232

66. Voermann HJ, Strack v Schijndel RJM, Thijs LG (1990) Continous arterial-venous hemofiltration in critically ill patients. Crit Care Med 18: 911–914

67. Wardle N (1982) Acute renal failure in the 1980's: the importance of septic shock and of endotoxinaemia. Nephron 30: 193–200

68. Wendon J, Smithies M, Sheppard M, Bullen K, Tinker J, Bihari D (1989) Continous high volume venous-venous haemofiltration in acute renal failure. Intensive Care Med 15: 358–363

69. Werdan K, Bauriedel G, Samtleben W, Banthien FCA, Haberl R, Hacker H, Roth P, Schultheiss HP, Gurland HJ, Autenrieth G (1986) Beeinflussung des septischen Schocks durch Plasmapherese. In: Deutsch (Hrsg) Aktuelle Intensivmedizin 3. Akutes Nierenversagen und extrakorporale Therapieverfahren. Schattauer, Stuttgart, S 429–437

70. Werdan K, Pilz G, Kääb S (1989) Haemodynamic effects during treatment of sepsis and septic shock with immunoglobulins and plasmapheresis. In: Schlag G, Redl H (eds) Progress in clinical and biological research. Alan R Liss, New York, pp 1025–1030 (Second vienna shock forum, vol 308)

71. Werdan K, Boekstegers P, Müller U, Pfeifer A, Pilz G, Reithmann C, Hallström S, Koidl B, Schuster HP, Schlag G (1991) Akute septische Kardiomyopathie: Bestandteil des Multiorganversagens in der Sepsis? Med Klin 86: 526–534

Korrespondenz: Dr. G. Pilz, Medizinische Klinik I, Klinikum Großhadern, Ludwig-Maximilian-Universität, Marchioninistraße 70, D-W-8000 München 70, Bundesrepublik Deutschland

Volumentherapie in der Sepsis

M. Gosch[1], S. Langenecker[1], S. Al-Schamma[1], I. Nantschev[1],
H. Andel[1], F. Längle[2] und M. Zimpfer[1]

[1] Klinik für Anaesthesie und Allgemeine Intensivmedizin und
[2] I. Chirurgische Klinik, Universität Wien, Österreich

In der Therapie des Sepsis-Syndroms ist unter anderem die Behandlung
der hämodynamischen Veränderungen von entscheidender Bedeutung. Maßnahmen zur myokardialen Kontraktilitätssteigerung, zur
Hebung des venösen Rückstromes sowie zur arteriellen Tonisierung
können nur zusammen mit adäquater Volumssubstitution erfolgen
(„Fluid Resuscitation"). Die Dynamik der Flüssigkeitssubstitution
und Bilanzierung ist im Verlauf von Infektion, Sepsis und multior-
ganer Dysfunktion charakteristisch phasenhaft. So werden die typisch
hoch positiven Flüssigkeitsbilanzen zu Beginn des Sepsis-Syndroms,
bei Gesundung des Patienten, von einer Rückshift-Phase mit negativen Flüssigkeitsbilanzen abgelöst. In der vorliegenden Arbeit konnte
gezeigt werden, daß durch den frühzeitigen Einsatz von Vasopressoren,
nach Volumssubstitution, das Ausmaß der initial positiven Flüssigkeitsbilanzen mit konsekutiv interstitiellen Verlusten geringer gehalten wird.

Einleitung

Im Verlauf eines septischen Schockes kommt es, infolge Freisetzung
einer Vielzahl von Mediatoren und Mediatorensystemen durch ein-
geschwemmte Bakterien oder Bakterienprodukte, zu Permeabilitäts-
und Mikrozirkulationsstörungen [14]. Über Aktivierung eines Kas-

kadesystems, bestehend aus humoralen (Gerinnungssystem, Komplementsystem), zirkulierend-zellulären (Granulozyten, Monozyten) und ortsständig-zellulären Einheiten (Makrophagen, Mastzellen) werden Mediatoren freigesetzt, welche schließlich für die Auslösung der typischen Mikrozirkulationsveränderungen verantwortlich sind [10]. Es konnte gezeigt werden, daß insbesondere die von Granulozyten synthetisierten Leukotriene und andere Lipoxygenaseprodukte der Arachidonsäure, sowie die durch intravaskuläre und alveoläre Gewebsmakrophagen abgegebenen Zytokine, wie Interleukin 1 und der Tumornekrosefaktor (TNF) [12], determinierende Faktoren für die Umwandlung einer vorerst funktionellen, reversiblen Gefäßreaktion in eine irreversible Organschädigung darstellen.

Durch die Störung von Makro- und Mikrozirkulation kommt es in der Folge zu einem Mißverhältnis von intravasalem Volumen, Perfusionsvolumen, Perfusionsdruck und funktioneller Perfusion [9]. Der im septischen Schock erhöhte Sauerstoffverbrauch und die Störung in der peripheren Sauerstoffaufnahme erfordern jedoch ein, weit über den Normbereich, erhöhtes Herzzeitvolumen, da der nötige Sauerstoff nicht mehr durch vermehrte Extraktion, sondern durch ein vergrößertes Perfusionsvolumen sichergestellt werden muß [2]. Den nötigen Perfusionsdruck versucht man durch Tonisierung der weitgestellten Gefäße in der Peripherie mittels Vasopressoren und durch eine Anhebung des Herzindex mit β-Sympatomimetika zu erzielen [3]. Voraussetzung für die Kompensation eines septischen Schocks sind also die adäquate Korrektur intravasaler Volumsdefizite, arterielle Tonisierung, sowie eine Verbesserung der sepsisinduzierten Myokarddepression mittels Einsatz von Katecholaminen [11].

Prinzipiell mag es möglich erscheinen, durch gezielte Durchbrechung der dargestellten Zytokinkaskade, die Permeabilitätsstörung mit Flüssigkeitstranslokation zu Anfang des Schocks zu antagonisieren [15]. In der intensivmedizinischen Routine ist jedoch nach wie vor die Initialstabilisierung des Patienten mit Infekt und Sepsis-Syndrom durch kritische Volumssubstitution von eminenter Bedeutung.

In der voliegenden Arbeit sollen nun der phasische Verlauf und die Charakteristik des Flüssigkeitsersatzes als zeitliche Funktion und in Abhängigkeit vom Überleben des Patienten dargestellt werden. Auch soll die Wechselwirkung von gefäßtonisierenden Maßnahmen zur jeweiligen Volumssubstituierung in Beziehung gesetzt werden.

Patientengut und Methodik

Behandelt und untersucht wurden 24 Patienten mit Sepsis-Syndrom bei Pankreatitis (n=14), diffuser Peritonitis (n=7), abdominellem Aortenaneurysma (n=1), Polytrauma (n=1) oder Histiozytosis X (n=1) mit einem positiven Keimnachweis aus Blutkulturen, Bronchialausstrich oder Wundabstrich: Staphylococcus aureus (n=4), Escherichia coli (n=4), Staphylococcus epidermitis (n=6), Klebsiella species (n=2), Streptokokken (n=4), Proteus species (n=2), Enterokokken (n=7), Bakterioides species (n=1), Peptococcus species (n=1), Enterobakter (n=7), Pseudomonas species (n=11), Sproßpilze (n=7).

Die Patienten wurden mit inspiratorischen Sauerstoffwerten von 54 ± 13% volumskontrolliert mit PEEP-Werten von 9 ± 2 cm H_2O sowie prolongierten Inspirationszeiten beatmet (Abb. 1). Sechs Patienten mußten aufgrund eines gleichzeitig vorliegenden Nierenversagens venovenös hämofiltriert werden. Die Volumenersatztherapie erfolgte mit Kristalloiden und Kolloiden, titriert nach pulmonalen und linksventrikulären Füllungsdrucken. Gleichzeitig erhielten die Patienten entweder eine „klassische" Katecholamin-Therapie mit Dopamin oder Dobutamin, in der Hälfte der Fälle (n=12) wurde Noradrenalin verabreicht.

Verglichen wurden das initiale Sepsis-Syndrom, ident mit den drei Tagen mit jeweils den höchsten positiven Flüssigkeitsbilanzen (Abb. 2), sowie die Rückshift-Phase bei abklingendem Sepsis-Syndrom und der terminale Behandlungsaufwand bei den nicht überlebenden Patienten (Abb. 3). Schließlich wurden jeweils 12 Patienten mit und ohne Noradrenalin-Einsatz gegenübergestellt (Abb. 4).

Die statistische Auswertung erfolgte mittels Varianzanalyse und dem T-Test für nicht verbundene Wertpaare.

Ergebnisse

Während des initialen Sepsis-Syndroms ergab sich die charakteristische Multiorgandysfunktion mit hyperdynamer Zirkulation, peripherer Flüssigkeitssequestration und der Notwendigkeit einer „Fluid Resuscitation". Auffällig sind daher, trotz gleichzeitiger Katecholamingabe, die hochpositiven Flüssigkeitsbilanzen von 10.471 ± 2.904 ml in drei Tagen bei den überlebenden und von 19.007 ± 5.271 ml bei den

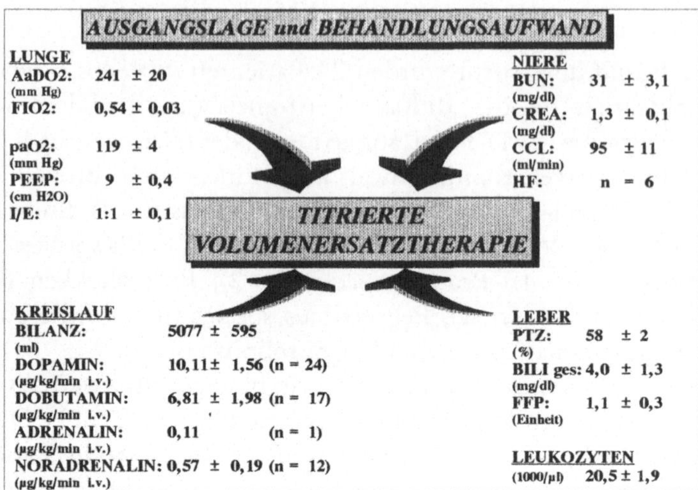

Abb. 1. Charakterisierung der Multiorgandysfunktion während des initialen Sepsis-Syndroms, gemittelt über drei Tage. Auffällig sind die hoch positiven Flüssigkeits-bilanzen bei gleichzeitiger Katecholamintherapie, der hohe Beatmungsaufwand und die hepatale Mitbeteiligung. Ein Viertel der Patienten hatte ein Nierenversagen, das mittels kontinuierlicher veno-venöser Hämofiltration (HF) behandelt wurde

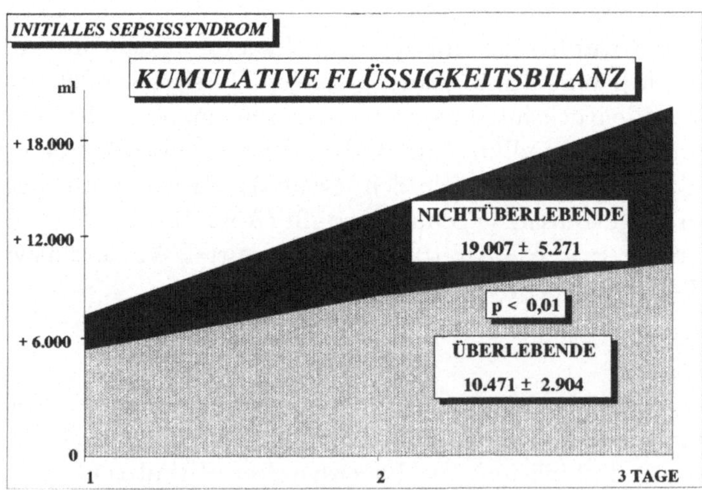

Abb. 2. Der titrierte Volumsersatz bei gleichzeitiger Katecholamintherapie ist ge-mittelt für alle Patienten dargestellt

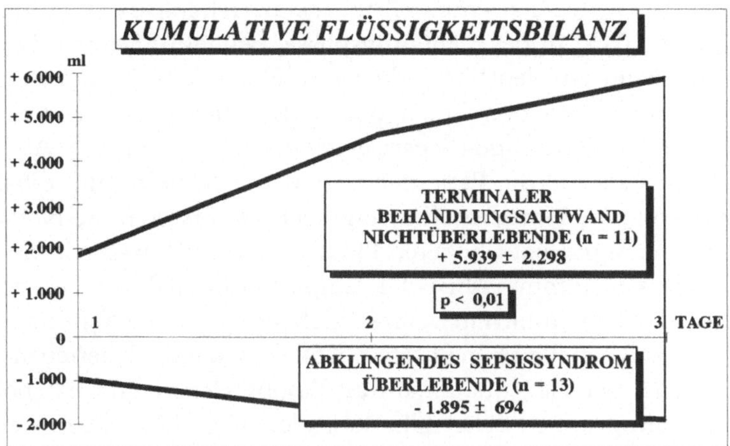

Abb. 3. Der titrierte Volumsersatz bei gleichzeitiger Katecholamintherapie während des abklingenden Sepsis-Syndroms (Überlebende Patienten = „Rückshift" Phase) ist dem terminalen Behandlungsaufwand bei den nicht überlebenden Patienten gegenübergestellt. Aufgrund der Persistenz des Sepsis-Syndroms besteht nach wie vor ein hoher Volumsbedarf bei gleichzeitigem peripheren mikrovaskulären Versagen, wodurch sich eine unbeherrschbare kardiovaskuläre Situation ergibt

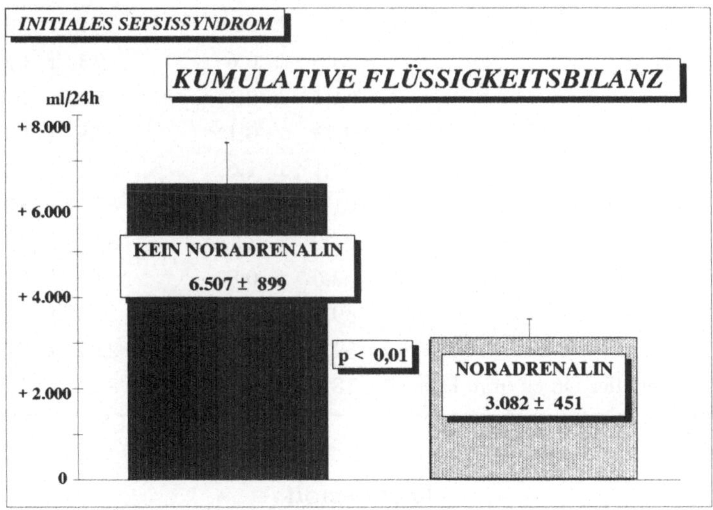

Abb. 4. Flüssigkeitsbilanz während des initialen Sepsis-Syndroms, gemittelt über drei Tage bei den Patienten, die Noradrenalin erhielten (n=12) und bei denen mit konventioneller Katecholamintherapie (Abb. 1)

nicht überlebenden Patienten (Abb. 2). Betreffend die kumulative Flüssigkeitsbilanz in der Genesungsphase, bei abklingendem Sepsis-Syndrom, kann ein deutlich reduzierter Flüssigkeitsaufwand einem nach wie vor hohen Flüssigkeitsbedarf der Nichtüberlebenden, auf Grund einer persistierenden Sepsis, gegenübergestellt werden (Abb. 3). Vergleicht man nun die Patientengruppe, die Noradrenalin erhalten hat, mit der ohne Noradrenalin, zeigt sich bei Ersteren die Notwendigkeit einer signifikant höheren Flüssigkeitszufuhr während des initialen Sepsis-Syndroms (Abb. 4). Bezüglich pulmonaler Oxygenation, Nieren- und Leberfunktion zeigten sich jedoch keine signifikanten Unterschiede (Tabelle 1). In unserem Kollektiv war die Überlebensrate bei den Patienten, die Noradrenalin als Vasopressor erhalten hat, höher. (Noradrenalingruppe: acht Überlebende, vier Nichtüberlebende, Gruppe ohne Noradrenalin: 5/7).

Tabelle 1

	Kein Noradrenalin n = 12 Mittelwert ± SEM	Noradrenalin n = 12 Mittelwert ± SEM
$AaDO_2$ (mm Hg)	230 ± 28	252 ± 28
PEEP (cm H_2O)	8,6 ± 0,6	9,1 ± 0,6
I/E	1,1 ± 0,1	1,0 ± 0,1
F_IO_2	0,51 ± 0,1	0,56 ± 0,0
Mittlerer Atemwegsdruck (mm Hg)	20,1 ± 1,6	21,1 ± 1,7
Ausgangs-CCL (ml/min)	101,1 ± 12,6	65,7 ± 10,1
CCL (ml/min)	101,0 ± 11,4	89,0 ± 13,2
BILI ges. (mg/dl)	2,6 ± 0,8	3,1 ± 0,6
GOT (U/l)	39,4 ± 13,6	25,1 ± 3,7
GPT (U/l)	39,3 ± 14,8	21,7 ± 3,7
Mittlerer arterieller Druck (mm Hg)	78,1 ± 1,8	82,9 ± 1,3

Diskussion

Sepsis, septischer Schock und Multiorgandysfunktion oder -versagen, als Folge einer massiven Infektion sind, unabhängig von der auslösenden Ursache, durch ein Muster von Systemantworten wie Fieber,

Leukozytose, Hypermetabolismus und, initial, einer hyperdynamen Zirkulation charakterisiert. Die Systemantwort ist von der auslösenden Ursache unabhängig und kann genauso durch gram-positive wie gram-negative Keime, Pilze [17] oder virale Infekte [6] verursacht werden.

Durch die Änderung der peripheren Mikrozirkulation infolge Freisetzung vasoaktiver Mediatoren, kommt es während eines septischen Geschehens zu einem vermehrten Abstrom von Flüssigkeit und Proteinen in das Interstitium [14]. Dies hat einen funktionellen Volumenverlust und im pulmonalen Bereich eine Verschlechterung des Gasaustausches zur Folge [2]. Um nun eine, zur Kompensation notwendige, erhöhte Herzauswurfleistung sicherzustellen, benötigt man oft große Volumenmengen. Nach dieser initialen „Fluid Resuscitation" ergibt sich die klassische Katecholamintherapie [16] einerseits aus der Notwendigkeit der Aufrechterhaltung akzeptabler Perfusionsdrucke [1], andererseits im Hinblick auf Überlegungen zum Gesamtkörpersauerstofftransport [2] aus der nötigen Sicherstellung einer adäquaten Herzauswurfleistung [3].

Die bisher in diesen Fällen zum Einsatz gelangten Katecholamine Dopamin und Dobutamin [14] brachten aber nicht immer den gewünschten Effekt. Bei einigen Patienten blieb eine therapieresistente Hypotonie, nicht zuletzt wegen eines zu geringen peripheren Widerstandes. Hohe Dopamindosen steigern zwar die Nachlast durch α-stimulierende Effekte, Tachykardie und Rhythmusstörungen stellen aber oft limitierende Faktoren dar [8].

In einigen jüngeren Untersuchungen erfuhr der Einsatz von Noradrenalin eine Renaissance [4, 5, 8, 13]. Abgesehen von der arteriolären Widerstandssteigerung kommt es durch die venöse Konstriktion zu einer Blutumverteilung zur zentralen Zirkulation. Als Therapieziel ist, aufbauend auf der vorher oder gleichzeitig erfolgten Flüssigkeitssubstitution, ein supranormaler Cardial-Index mit totalen – peripheren – Widerstands-Werten, die etwas unter dem normalen Niveau liegen, anzustreben. Die Indikation des Vasopressorenzusatzes muß äußerst kritisch erfolgen, da sogar bei leichter Hypovolämie schwerwiegende Konsequenzen ausgelöst werden können, und soll mindestens alle acht Stunden neu überdacht werden. Spezifisch wurde unter Noradrenalin auch eine Beibehaltung der linksventrikulären Füllungsdrucke [8] gezeigt und auf eine Beibehaltung der glomerulären Filtrationsrate oder sogar auf eine Besserung der Nierenfunktion hingewiesen [5].

In der vorliegenden Untersuchung wurden die beim Sepsis-Syndrom initial hohen Flüssigkeitsbilanzen, bei gleichzeitiger Katecholamintherapie, im Verlauf der Gesundung der Patienten von einer Rückshiftphase abgelöst. Bei Unmöglichkeit einer chirurgischen Sanierung und Persistenz des Sepsis-Syndroms bestand nach wie vor ein hoher Volumsbedarf bei gleichzeitigem peripheren mikrovaskulären Versagen, wodurch sich eine unbeherrschbare kardiovaskuläre Situation ergab. Durch eine kritische Vasopressoren-Therapie konnte, mit dem Ziel, die transvaskuläre Flüssigkeitssequestration zu verringern [18], das Ausmaß der initial positiven Flüssigkeitsbilanzen, bei Aufrechterhaltung eines erforderlichen Perfusionsdruckes, geringer gehalten werden. Es ergab sich kein Hinweis einer negativen Beeinflussung der Organperfusion, auch wurden keine negativen Auswirkungen auf die Nierenfunktion gesichert. So sind die geringfügig schlechteren Kreatininclearancewerte in der Noradrenalingruppe auf eine deutlich schlechtere Ausgangslage mancher Patienten dieses Kollektives zurückzuführen, auch war der Anteil an Patienten mit Nierenversagen in beiden Gruppen gleich groß.

Zusammenfassend ist in der Behandlung der hämodynamischen Veränderungen bei Sepsis-Syndrom eine kritische Volumstherapie von entscheidender Bedeutung. Diese richtet sich nicht nur nach den Gegebenheiten des venösen Rückstromes, des arteriellen Perfusionsdruckes und des Gesamtkörpersauerstofftransportes, sondern ergibt sich perspektivisch aus der gleichzeitigen inotropen Stimulation und der Verabreichung von Pharmaka zur arteriolären und venösen Gefäßtonisierung. Die beobachteten und zu behandelnden Veränderungen unterliegen in Abhängigkeit von der Erkrankungsschwere mit konsekutiver Reparation einer charakteristischen Dynamik, die in ihrem zeitlichen Verlauf erkannt werden und in das Behandlungskonzept einfließen muß. Obwohl die Veränderungen der terminalen Strombahn, als Teil des Sepsis-Syndroms, derzeit nicht spezifisch beeinflußbar sind, kann durch eine kritisch titrierte Vasopressorentherapie, auf Basis einer adäquaten Volumsubstitution, das Ausmaß der initialen „Fluid Resuscitation" mit konsekutiver transvaskulärer Flüssigkeitssequestration vermindert werden.

Literatur

1. Abraham E, Shoemaker WC, Cheng PH (1984) Cardiorespiratory responses to fluid administration in peritonitis. Crit Care Med 12: 664

2. Astiz ME, Rackow EC, Falk JL, Kaufmann B, Weil MH (1987) Oxygen delivery and consumption in patients with hyperdynamic septic shock. Crit Care Med 15: 26
3. Cheney FW, Colley PS (1980) The effect of cardiac output on arterial blood oxygenation. Anesthesiology 52: 496
4. Chernow B, Rainey T, Lake R (1982) Endogenous and exogenous catecholamines in critical care medicine. Crit Care Med 10: 409
5. Desjars P, Pinaud M, Bugnon D, Tasseau F (1989) Norepinephrine therapy has no deleterious renal effects in human septic shock. Crit Care Med 17: 426
6. Deutschmann CS, Konstantinides FN, Tsai M, et al (1987) Physiology and metabolism in isolated viral septicemia: further evidence of an organism-independent, host dependent response. Arch Surg 122: 21
7. Gee MH, Perkowski S, Tahamont M, Flynn J (1985) Arachidonate cyclooxygenase metabolites as mediators of complement-initated lung injury. Fed Proc 44: 46–52
8. Hesselvik JF, Brodin B (1989) Low dose norepinephrine in patients with septic shock and oliguria: effects on afterload, urine flow, and oxygen transport. Crit Care Med 17: 179
9. Macintyre E, Bullen C, Machin SJ (1986) Fluid replacement in hypovolemia. Intensive Care Med 11: 231
10. Neuhof H (1991) Actions and interactions of mediator systems and mediators in the pathogenesis of ARDS and multiorgan failure. Acta Anaesthesiol Scand 35 [Suppl 95]: 7
11. Parillo JE, Burch C, Shelhammer JH, Parker M, Natanson C, Schuette W (1986) A circulating myocardial depressant substance in humans with septic shock. Septic shock patients with a reduced ejection fraction have a circulating factor that depresses in vitro myocardial cell performance. J Clin Invest 76: 1539
12. Pober J, Belivacqua M, Mendrick D, Lapierre L, Fiers W, Gimbrone M (1986) Two distinct monokines, interleukin 1 and tumor necrosis factor, each independently induces biosynthesis and transient expression of the same antigen on the surface of cultured human vascular endothelial cells. J Immunol 136: 1680
13. Redl E, Edelmann G, Kolacny M, Wechsel-Fördös A, Sporn P (1989) Noradrenalin im High Output Low Resistance State beim septischen Abdominalpatienten. Anaesthesist 38: 234
14. Seeger W, Lasch HG (1989) Pathophysiologie der Sepsis. Internistische Welt 10: 260
15. Tracey KJ, Fong Y, Hesse DG, et al (1987) Anticachektin/TNF monoclonal antibody prevent septic shock during lethal bacteremia. Nature 330: 662
16. Vincent J, Van der Linden P, Domb M, Blecic S, Azimi G, Bernard A (1987) Dopamine compared with dobutamine in experimental septic shock: relevance to fluid administration. Anesth Analg 66: 565
17. Wiles JB, Cerra FB, Siegel JH, et al (1980) The systemic septic response: does the organism matter? Crit Care Med 8: 55
18. Zadrobilek E (1991) Hämodynamik, extravaskuläres Lungenwasser und Eine klin exp Untersuchung. In: Beiträge zur Anaesthesiologie, Intensiv- u. Notfallmedizin 36

Korrespondenz: Dr. M. Gosch, Klinik für Anaesthesie und Allgemeine Intensivmedizin, Universität Wien, Intensivstation I (Station 41), Spitalgasse 2, A-1090 Wien, Österreich

Prävention des Multiorganversagens?

M. Tryba[1] und J. Brand[2]

[1] Universitätsklinik für Anesthesiologie, Intensiv- und Schmerztherapie und
[2] Chirurgische Universitätsklinik, Berufsgenossenschaftliche Krankenanstalten
Bergmannsheil, Bochum, Bundesrepublik Deutschland

Bis in die siebziger Jahre verstarb die Mehrzahl der Intensivpatienten an ihrem Grundleiden, im Schock, in der Sepsis oder aufgrund eines gravierenden Organversagens (z.B. akute Niereninsuffizienz, akute respiratorische Insuffizienz). Aufgrund der dramatischen Verbesserungen der Intensivmedizin in den achtziger Jahren verlor das primäre Organversagen seine Schrecken. Heute zählen Hämodialyse und -filtration, Modifikation der Beatmung (z.B. PEEP, inversed ratio Beatmung, high frequency Beatmung, seitendifferente Beatmung, permissive Hyperkapnie), spezifische Gerinnungstherapie, potentere Antibiotika, Immuntherapie, Streßblutungsprophylaxe, adäquate Sedierung bzw. Analgesie und nicht zuletzt die verbesserten Möglichkeiten des invasiven Monitorings mit Optimierung der Volumen- und Katecholamintherapie zu den Bausteinen der modernen Intensivtherapie. Trotzdem versterben auch unter Einsatz dieser und weiterer Maßnahmen noch zu viele Patienten auf der Intensivstation. Geändert haben sich jedoch die Todesursachen. Neben der Grunderkrankung steht heute vor allem das multiple Organversagen an vorderer Stelle der Mortalitätsstatistiken auf Intensivstationen.

Diese Beobachtungen machen deutlich, daß einer organgerichteten Therapie trotz hoher Effektivität nur ein sehr begrenzter Stellenwert in der Prävention und Therapie des Multiorganversagens zukommt. So läßt sich eine akute Niereninsuffizienz durch Hämodialyse bzw. -filtration erfolgreich therapieren. Trotzdem hat sich die

Mortalität des posttraumatischen Nierenversagens auch nach Einführung der Hämodialyse kaum verändert. Das Multiorganversagen muß deshalb durch mehr als eine Kulmination mehrerer Organinsuffizienzen verursacht sein. Vielmehr wird das Multiorganversagen heute als Endstrecke einer allgemeinen Störung der Homoiostase des Intensivpatienten angesehen.

Klinik und Pathophysiologie des Multiorganversagens

Das Multiorganversagen (MOV) tritt typischerweise infolge eines schweren Traumas, Schock oder einer schweren Infektion auf. Das Organversagen ist dabei nicht auf die primäre Organschädigung (Trauma, septischer Herd) beschränkt. Vielmehr beobachtet man bei primär Gesunden eine typische Sequenz des Organversagens. Das MOV kann zwischen mehreren Tagen und Wochen nach dem primären Insult auftreten. Zuerst kommt es zum Lungenversagen. Später folgen das Versagen von Leber und Gastrointestinaltrakt sowie des Gerinnungssystems. Zuletzt kommt es zum akuten Nierenversagen. Diese Verlaufssequenz kann beim einzelnen Patienten durch Beeinträchtigung der organspezifischen Reservekapazität verändert sein. Einflußfaktoren dabei sind z.B. Alter, Grund- und Begleiterkrankung bzw. -verletzung, Ernährungs- und Immunstatus. So wird bei Patienten mit chronischer Niereninsuffizienz das Nierenversagen früher eintreten. Die Mortalität des MOV korreliert weniger mit der Schwere der Grunderkrankung als vielmehr mit der Zahl und der Dauer der Organinsuffizienzen und erreicht beim Vierorganversagen nahezu 100%.

Obwohl der Zusammenhang zwischen MOV und bestimmten Risikofaktoren (s. o.) als gesichert gilt, existieren bis heute keine sicheren Parameter, die es erlauben, solche Patienten frühzeitig zu identifizieren , die ein MOV entwickeln werden.

Die Beobachtung, daß zwischen primärem Insult und Beginn des MOV eine unterschiedlich lange Zeitdauer liegen kann sowie die Tatsache, daß typischerweise auch solche Organe betroffen werden, die nicht primär geschädigt waren, weisen darauf hin, daß es sich beim MOV um einen allgemeinen Prozeß im Organismus handelt, verursacht durch endogene oder/und exogene Faktoren, deren Effekte erst im späteren Verlauf klinisch evident werden.

Klinisch gleicht das MOV einer Sepsis. Aufgrund dieser Ähnlichkeit war es verständlich, daß anfangs der Verdacht bestand, das MOV sei die Endphase der Sepsis. Heute besteht Einigkeit, daß auch eine Sepsis zum MOV führen kann, jedoch keine Voraussetzung darstellt. Die Ähnlichkeiten zwischen beiden Komplikationen beruht im wesentlichen auf der Freisetzung derselben Mediatoren. Da der Organismus auf diese Noxe nur wenig differenziert antworten kann, erklärt sich die uniforme klinische Symptomatik. Der Stoffwechsel ist gestört, es liegen eine hyperdyname Kreislaufsymptomatik und generalisierte Entzündungszeichen vor.

Im folgenden soll am Beispiel des Traumas die mögliche Pathogenese des Multiorganversagens dargestellt werden. Es muß jedoch betont werden, daß zwar die einzelnen Prozesse experimentell und/oder klinisch nachgewiesen wurden, bis heute jedoch ungeklärt ist, in welcher Weise die komplexen Mechanismen exakt miteinander verknüpft sind und welche Bedeutung die einzelnen Mediatoren für die Entwicklung des MOV besitzen.

Als Traumafolge kommt es zur Hypovolämie mit nachfolgender Hypotension und reaktiver Vasokonstriktion. Die Kreislaufzentralisierung führt zur Minderperfusion primär im Splachnikusgebiet, später in anderen Organen und letztendlich zur Störung der Mikrozirkulation und lokalen Hypoxie. Gleichzeitig stimuliert das Trauma die Gerinnungs- und Komplementkaskade. In der Endstrombahn kommt es hierdurch zur Thrombozytenaggregation und über die Endothelaktivierung zur Granulozytenadhaesion. Beides verstärkt die Mikrozirkulationsstörung und Gewebshypoxie. Aus Granulozyten, Makrophagen und Mastzellen werden zahlreiche Cytokine (TNF, Interleukine), Prostaglandine, Leukoriene, Histamin, Bradykinin, lysosomale Enzyme, PAF, Sauerstoff-, Hydroxyl- und Lipidradikae freigesetzt. Die Freisetzung dieser Mediatoren verursacht eine Zerstörung von Zellmembranen mit lokaler Ödembildung. Das Endothel verliert seine „barrier"-Funktion und wird durchlässig für Endotoxine und Bakterien. Endotoxinämie und Bakteriämie setzen eine circulus vitiosus in Gang, der über eine Hemmung bzw. Zerstörung des retikuloendothelialen Systems auch in entfernten Organen zur Zellzerstörung führt. Im Gastrointestinaltrakt kommt es zur Translokation, die normalen Darmfunktionen kommen zum Erliegen. In der Lunge resultieren eine Gasaustauschstörung und in der Endphase eine irreversible Fibrose. In der Niere führen Hypotension, Mikrozirkulationsstörung und Ödembildung zur Einschränkung der Filtrationsrate. Die Leber verliert ihre Synthesefunktion mit nachfolgender Gerinnungsstörung (DIC).

Die Ausschaltung des RES und die Immunsuppression begünstigen systemische Infektionen. Letztlich münden diese Prozesse in der irreversiblen Schädigung mehrerer oder auch aller Organe.

Die Entwicklung dieser Prozesse kann sich über Tage und Wochen erstrecken und in jedem Stadium zum Stillstand kommen. Häufig stimulieren lokale Nekrosen, z. B. nach großen Weichteilverletzungen, diese Entwicklung. Eine unzureichende Nahrungszufuhr verhindert die normalen Reparationsmechanismen.

Möglichkeiten der Prävention

Aus der Pathogenese des MOV ergeben sich zumindest hypothetisch eine Reihe von Ansatzpunkten zu Prävention. Zahlreiche Arbeitsgruppen haben in experimentellen und klinischen Untersuchungen versucht, die Wirksamkeit verschiedener präventiver Maßnahmen zu evaluieren. Einige zählen heute zu den anerkannten Maßnahmen der Intensivtherapie, andere befinden sich im frühen experimentellen Stadium.

Volumentherapie

Die hypovolämiebedingte Mikrozirkulationsstörung ist beim Traumapatienten die initiale Ursache für die Auslösung der Entzündungs-, Gerinnungs- und Komplementkaskade. Die Häufigkeit von Bakteriämien [37] und Endotoxämien [46] sowie die Translokationshäufigkeit [33] steigt in direkter Korrelation zur Traumaschwere. Eine möglichst frühzeitige und ausreichende Volumentherapie ist deshalb der Grundpfeiler in der Prävention des MOV. Mit Ausnahme der prolongierten Erhaltungsversuche großer Extremitäten sehen wir in unserem Krankengut schwerst polytraumatisierter Patienten ein MOV nur noch bei Patienten mit einer protrahierten Schockphase von über drei Stunden. Derart lange Hypovolämiephasen beobachten wir heute vor allem bei Patienten, die uns sekundär mit z. T. mehrstündigen Transportzeiten zugewiesen werden. Andererseits haben wir bei Schwerstpolytraumatisierten, die primär in unser Krankenhaus transportiert wurden, in den letzten vier Jahren durch extensive Volumentherapie in allen Fällen ein akutes Nierenversagen verhindert.

Die Bedeutung einer adäquaten Volumentherapie konnte in den letzten Jahren auch durch tierexperimentelle Untersuchungen untermauert werden. Reed et al. [32] wiesen nach, daß nach einer zeitlich begrenzten Schockphase von 30 Minuten durch ausreichende Volumenzufuhr die Translokation drastisch reduziert werden kann, nach einem prolongierten Schock von 90 Minuten die gleiche Volumentherapie jedoch unwirksam in der Prävention der Translokation war.

Angesichts der klinischen Erfahrungen kann die adäquate Volumentherapie als gesicherte und wahrscheinlich wirksamste Maßnahme zur Prävention des MOV beim Polytraumatisierten eingestuft werden.

Wunddebridement

Avitale Weichteilbezirke führen zur Aktivierung von Makrophagen, Lymphozyten und neutrophilen Granulozyten mit nachfolgender Freisetzung lysosomaler Enzyme, Cytokine und Sauerstoffradikale sowie zur Aktivierung der Komplement- und Gerinnungskaskade. Freigesetzte Prostaglandine und andere Mediatoren unterdrückten die lokale Immunabwehr. Während die durch kleinere Wundnekrosen freigesetzten Mediatoren keine systematischen Reaktionen provozieren, können größere Weichteilnekrosen, insbesondere bei sekundärer Infektion zur massiven Einschwemmung dieser Mediatoren sowie zur Endotoxinfreisetzung führen mit nachfolgender Schädigung in entfernten Organen, primär in der Lunge. In unserem Krankengut beobachten wir vor allem nach Erhaltungsversuchen großer Extremitäten und zu später Amputation Schädigungen entfernter Organe.

Ein möglichst frühzeitiges und extensives Wunddebridement kann die deletären Folgen der Weichteilnekrosen verhindern [8]. Die Entstehung sekundärer Nekrosen aufgrund unzureichender Perfusion läßt sich durch Verzicht auf Wundverschluß und großzügiges Offenhalten der Wunden vermeiden.

Etappenlavage

Wie bei Extremitätenverletzungen kommt es auch bei schweren Abdominalverletzungen zur Makrophagen-, Lymphozyten- und Neutrophilenaktivierung. Insbesondere Pankreasverletzungen müssen als Risikofaktor für ein MOV angesehen werden.

Durch agressive wiederholte Lavage in ein- bis zweitätigen Abständen über einen Zeitraum von 4–7 Tagen ist es in mehreren Serien gelungen die hohe Mortalität von Patienten mit Pankreatits bzw. Peritonitis entscheidend zu reduzieren [43, 47]. So berichten Garchia-

Sabrido et al. [19] über einen Rückgang der Mortalität bei solchen Patienten von 45% (erwartet nach Apache II) auf 26,5%. Einschränkend muß jedoch erwähnt werden, daß es sich bei allen Berichten um Vergleiche mit historischen Kontrollgruppen handelte.

Prospektiv kontrollierte randomisierte Studien zur endgültigen Klärung des Stellenwertes dieser aufwendigen Methode wären wünschenswert, es erscheint jedoch fraglich, ob derartige Untersuchungen angesichts der bisherigen Resultate ethisch vertretbar sind.

Operative Frühstabilisierung

In den sechziger und siebziger Jahren war das respiratorische Versagen nach Fraktur der großen Röhrenknochen, die sog. Fettembolie, eine häufige Komplikation. Mitte der siebziger Jahre konnten Ruedi et al. [36] erstmals zeigen, daß durch frühzeitige operative Stabilisierung die Beatmungsdauer, die Häufigkeit des MOV und die Häufigkeit von letalen Spätepikämien drastisch reduziert werden kann. Diese Befunde wurden in der Folgezeit durch zahlreiche Untersucher bestätigt. So konnten Riska et al. [34] die Häufigkeit des Lungenversagens nach Trauma durch frühzeitige Stabilisierung von 22% auf 4,5% reduzieren. Die selben Autoren [35] wiesen in einer späteren Serie nach, daß durch sofortige operative Frakturversorgung eine weitere Reduktion des Lungenversagens auf 1,5% gelingt. Bei vergleichbaren ISS (in beiden Gruppen 37) verstarben 29% der konservativ versorgten patienten gegenüber 5% nach frühzeitiger Frakturstabilisierung [29, 30]. Trotz des retrospektiven Characters dieser Untersuchung sind die Ergebnisse überzeugend, da auch in anderen größeren Serien bei einem ISS von 37 eine etwa 30%ige Mortalität bei konservativer Frakturversorgung berichtet wird [3, 39].

1982 konnte Goris [20] zeigen, daß bei Patienten mit einem ISS $\geq$ 50 durch frühzeitige Frakturstabilisierungen die mittlere Beatmungsdauer von 16 auf 4 Tage verkürzt und der Anteil letaler Spätepikämien von 50% auf 0% reduziert werden konnte. In einer weiteren Untersuchung [25] verringerter sich der Anteil von Patienten mit ARDS bei ISS > 40 durch Frühstabilisierung von 75% auf 14% und die Häufigkeit letaler Spätepikämien von 21% auf 0%. Diese überzeugenden klinischen Erfolge der Frühstabilisierung konnten inzwischen auch in einer prospektiven Studie bestätigt werden und anhand pulmonaler Lungenfunktionsparameter verifiziert werden [6].

Ernährung

Die Frühosteosynthese ermöglicht eine entsprechend frühe Mobilisierung des Patienten. Hierbei erscheint insbesondere die Oberkörperaufrichtung von Bedeutung. Die Lungenfunktion wird verbessert und die Magen-Darm-Passage beschleunigt, so daß die Patienten früh enteral belastet werden können. Hierdurch wird die Reparation der Darmmuskose beschleunigt, die Ig-A-Sekretion stimuliert und über die Gallesekretion die Endotoxinbindung unterstützt.

Experimentelle Befunde konnten zeigen, daß es unter parenteraler im Vergleich zur enteralen Ernährung innerhalb weniger Tage zu einer bakteriellen Überwucherung des Magen-Darm-Traktes und zu einer signifikant gesteigerten Translokation aus dem Darmlumen kommt [2]. In weiteren Untersuchungen beobachteten Zalog et al. [49] unter parenteraler Ernährung eine signifikant höhere Mortalität nach experimentellem Schock als unter enteraler Ernährung. Aus dieser Untersuchung ergaben sich auch Unterschiede zwischen verschiedenen enteralen Zubereitungsformen.

Diese Befunde werden durch klinische, z. T. doppelblind durchgeführte, Studien gestützt [1, 7, 11, 22]. So verbesserten sich sowohl beatmete als auch nicht-beatmete Traumapatienten unter frühzeitiger enteraler Ernährung, während unter parenteraler Ernährung eine progressive Zunahme septischer Zustände beobachtet wurde [7]. Die Auswirkungen verschiedener enteraler Präparationen wurden in einer doppelblinden randomisierten Studie bei Schwerbrandverletzten (im Mittel 40% verbrannte KOF) untersucht [22]. Gegenüber einer üblichen enteralen Standardernährung kam es unter speziell adaptieren enteralen Nahrungspräparationen zu signifikant geringeren Wundinfektionen und marginal signifikanten Verminderungen von Infekten. Als klinisch bedeutsamster Befund muß die drastisch verminderte Mortalität unter den speziell adaptierten Präparationen (7,1% bzw. 11,8%) gegenüber der handelsüblichen Zubereitung (36,8%) angesehen werden. Diese Befunde werden durch eine weitere prospektiv randomisierte Studie bei Patienten mit Abdominaltrauma gestützt [31]. Unter enteraler Ernährung waren septische Komplikationen signifikant geringer als unter parenteraler Ernährung. Der zu späte Beginn und die nicht optimierte Zusammensetzung der enteralen Ernährung sind wahrscheinlich Ursachen für die fehlenden Unterschiede zwischen parenteraler und enteraler Nahrungszufuhr in einer weiteren Studie [12] bei septischen Patienten. In dieser Untersuchung wurde erst 6 Tage nach Beginn der Sepsis mit der enteralen Nahrungszufuhr begonnen.

Tierexperimentelle Untersuchungen sowie erste klinische Studien lassen vermuten, daß der Zusatz von Glutamin sowohl zu enteraler als auch parenteraler Nahrung die Mukosaintegrität entscheidend verbessern kann [9, 23, 42]. So ließ sich durch orale Glutaminzufuhr in einem Enteritismodell die Translokationsrate von 89% auf 20% vermindern [41]. Neben Glutamin stehen derzeit Arginin, Omega3-Fettsäuren und Purin/Pyrimidinnukleotide im Mittelpunkt experimenteller und klinischer Untersuchungen. Eine Anreicherung der Nahrung mit diesen Substanzen führte gegenüber einer Kontrollgruppe in einer ersten klinischen Studie [15] zu einer signifikanten Verminderung von Infektionen (11% vs 37%) und der Krankenhausverweildauer (15,8 Tage vs 20,2 Tage).

Eine frühzeitige adäquat zusammengesetzte enterale Ernährung scheint von wesentlicher Bedeutung für die Prävention von Organschäden bei Traumapatienten. Zukünftige Untersuchungen müssen sich vor allem mit der optimalen Zusammensetzung dieser Nahrung bei verschiedenen Grunderkrankungen (Verbrennung, Trauma, Sepsis etc) beschäftigen.

Selektive Darmdekontamination (SDD)

Der Darm als hauptsächlicher Träger potentiell pathogener Keime wird in den letzten Jahren als wesentliche Quelle des MOV angeschuldigt. Diese Hypothese wird inzwischen durch zahlreiche experimentelle und klinische Studien gestützt.

In einer tierexperimentellen Studie [18] wurden konventionell ernährte (Kontrollgruppe), keimfreie sowie Antibiotika-vorbehandelte Tiere einem potentiell letalen haemorrhagischen Schock ausgesetzt. In der Kontrollgruppe verstarben innerhalb von 72 Stunden 92% der Tiere, in den beiden anderen Gruppen nur jeweils etwa 60% (p < 0,05).

Ursache dieses Unterschiedes könnte die geringere intraluminale Keimkonzentration und Translokationsrate der keimfrei oder mit Antibiotika vorbehandelten Tiere sein [24].

In der Klinik hat sich bisher kein derart überzeugender Effekt von SDD auf die Häufigkeit des MOV bzw. auf die Mortalität gezeigt. Dies läßt sich jedoch begründen. Der wesentliche Effekt von SDD läßt sich nur bei solchen Patienten erwarten, die einerseits ein erhöhtes MOV-

Risiko aufweisen, andererseits eine grundsätzlich gute Prognose aufweisen. Dies betrifft nur einen begrenzten Teil der Intensivpatienten. Insbesondere polytraumatisierte Patienten mit guter Prognose (mittlere Apache-scores) dürften von SDD profitieren. In der Tat zeigen retrospektive Analysen bisher publizierter Studien nur in diesem Subkollektiv eine Mortalitätsreduktion unter SDD [26, 27]. Diese Schlußfolgerungen werden durch die Ergebnisse einer ersten stratifizierten SDD-Studie [5] gestützt. Andererseits scheinen Nicht-Trauma-induzierte Organschäden nach experimentell induzierter Peritonitis nur unter streptomycinsupplementierter lokaler Antibiotikaprophylaxe geringer zu sein [21]. Eine mögliche Ursache für die nur begrenzten Effekte von SDD auf das MOV und die Mortalität könnte in der langen Zeitdauer liegen, die Antibiotika benötigen, um in den unteren Darmabschnitten eine signifikante Keimreduktion zu bewirken.

Darm-Lavage

Ein sofortiger Effekt auf die gastrointestinale Keimbesiedlung läßt sich durch eine orthograde Darmspülung erzielen. Dieses Verfahren hat sich in der elektiven Kolonchirurgie als effektiv erwiesen.

In tierexperimentellen Untersuchungen ließ sich durch dieses Verfahren die Translokationrate um etwa 75% reduzieren [24].

In eigenen experimentellen Untersuchungen wurden Minischweine über 60 Minuten einem potentiell letalen hemorrhagischen Schock unterzogen. Eine Gruppe wurde am Ende der Schockphase mit einer ausgiebigen orthograden Darmlavage behandelt. Durch diese Maßnahme konnte die Inzidenz gramnegativer Bakteriämien und Endotoxinämien drastisch vermindert sowie die etwa 75%ige Mortalität der Kontrollgruppe signifikant um etwa 70% gesenkt werden.

Diese experimentellen Befunde konnten wir inzwischen in einer ersten kontrollierten klinischen Studie bei Polytraumatisierten anhand des MOV-Score sowie des Entzündungsmarkers Elastase bestätigen. Beide Parameter waren in der Lavagegruppe signifikant niedriger als in der unbehandelten Kontrollgruppe.

Sucralfat

Sucralfat hat sich in den letzten Jahren als wirksame Alternative in der Streßblutungsprophylaxe erwiesen. Im Gegensatz zu den konventionellen Prophylaktika (Antazida, H2-Antagonisten) ist die Wirksamkeit nicht an die gastrale Säuresuppression gebunden. Dieser Effekt wird für Intensivpatienten heute zunehmend als potentiell gefährlich angesehen, da er die Überwucherung des Gastrointestinaltraktes insbesondere mit gramnegativen Keimen begünstigt und offenbar über die Regurgitation und Mikroaspiration Infektionen des Respirationstraktes fördert [45]. Die fehlende Beeinflussung der intragastralen Azidität durch Sucralfat wird unterstützt durch einen substanzeigenen antibakteriellen Effekt. Ein anfangs überraschender Befund aus den prospektiv kontrollierten Studien zum Vergleich von Sucralfat vs Antazida bzw. H2-Antagonisten bei längerfristig beatmenten Patienten war die Tatsache, daß in allen diesen Studien in der Sucralfatgruppe eine geringere Mortalität beobachtet wurde [45]. Dieser Befund ließ sich mittels Meta-Analyse auch statistisch sichern. Es war jedoch wenig wahrscheinlich, daß dieses Resultat allein oder überwiegend im Zusammenhang mit geringeren Pneumonierate unter Sucralfat steht. Vielmehr vermuteten wir [44], daß die geringere Mortalität unter Sucralfat durch mukosaprotektive Wirkungen an der Darmmukosa verursacht würde, unterstützt durch die Hemmung der Adhäsion von Bakterien an der Mukosa. Wir postulierten, daß diese Wirkungen die Translokation verhindert.

Diese Hypothese konnte kürzlich in einer experimentellen Studie am Modell des hämorrhagischen Schocks bestätigt werden [17]. Im Vergleich zu Ranitidin kam es bei Tieren, die mit Sucralfat behandelt waren, zu einer signifikanten Reduktion der Translokation sowohl grampositiver als auch gramnegativer Keime.

Die vorliegenden Resultate sowohl experimenteller als auch klinischer Studien geben deutliche Hinweise, daß durch möglichst frühzeitige Reduktion der intraluminalen Keimbesiedlung sowie Protektion der Darmmukosa die Mortalität nach schwerem Schock vermindert werden kann. Wir untersuchen derzeit, inwieweit durch Optimierung (Kombination) der einzelnen Verfahren die präventive Wirksamkeit weiter verbessert werden kann.

Pentoxiphyllin

Pentoxyphyllin (POF), ein Methylxanthinderivat, verbessert die Gewebsoxidierung durch Verbesserung der Mikrozirkulation, erhöht die

Erythrozyten- und Leukozytendeformierbarkeit und -moblität, vermindert die Blutviskosität, Thrombozytenaggregation und Leukozytenadhäsion [48] sowie das Plasmafibrinogen, beeinflußt die Prostaglandinsynthese und führt zu einer Dilatation der Pulmonalarterien [14]. Auch nach hämorrhagischen Schock ließ sich die verbesserte Gewebsoxidierung durch POF nachweisen [48]. Darüber hinaus verhindert POF die TNF-Freisetzung [38].

Diese Effekte ließen vermuten, daß POF eine wesentliche Bedeutung in der Prävention des MOV nach hämorrhagischem Schock spielen könnte. In einer experimentellen Untersuchung konnte diese Hypothese bestätigt werden [13]. 72 Stunden nach dem hämorrhagischen Schock waren in der Kontrollgruppe 65% der Tiere verstorben, in der POF-Gruppe nur 45% (p < 0,01). Am Endotoxinmodell konnte die protektive Wirkung von POF gleichfalls dokumentiert werden [38]. Die protektive Wirkung von POF nahm mit zunehmendem Abstand von der Endotoxingabe ab, war jedoch noch bei Applikation bis vier Stunden nach der Endotoxingabe nachweisbar.

POF könnte sich als eine wirksame Maßnahme zur Prävention des MOV nach hämorrhagischem Schock und Sepsis erweisen. Erste klinische Untersuchungen scheinen die Wirksamkeit von POF zu bestätigen [40]. Die cardiovaskulären Wirkungen von POF bedürfen jedoch noch weiterer Untersuchungen.

Sauerstoffradikalenfänger und -inhibitoren

Sauerstoff- und Hydroxylradikale scheinen an der ischämischen Zellzerstörung wesentlich beteiligt zu sein (s. o.). Durch Vorbehandlung mit sog. Radikalenfängern bzw. -inhibitoren (z. B. Allupurinol) konnte im Tierexperiment die Translokation verhindert werden [16].

In einer ersten klinischen Pilotuntersuchung bei Polytraumatisierten mit einem ISS > 27 führte Superoxid Dismutase (SQD) im Vergleich zur Placebogruppe zu einem niedrigeren MOF-Score, zu signifikant geringeren Elastase- und CRP-Spiegeln sowei einer signifikaten Verkürzung der Intensivbehandlungsdauer [28].

Weitere Untersuchungen müssen zeigen, bei welchen Patienten welche Radikalenfänger in welcher Dosierung einen optimalen Effekt auf die Prävention des MOV gewährleisten.

Weitere präventive Möglichkeiten

Zumindest in experimentellen Modellen ließen sich präventive Wirkungen durch TNF-Antiserum [4] und durch Histamin-Antagonisten [10] bei septischem Schock nachweisen. Ob und unter welchen Bedingungen diese Maßnahmen klinische Bedeutung erlangen, muß in zukünftigen Studien geklärt werden.

Schlußfolgerungen

Das Mulitorganversagen nach Trauma ist kein unabwendbares Schicksal. Durch Einsatz etablierter Maßnahmen läßt sich auch bei Risikopatienten die Inzidenz des MOV drastisch reduzieren.

Zu den etablierten Maßnahmen zählen:
- agressive Volumentherapie
- ausreichende, bessere supranormale Oxygenierung
- ausgiebiges Wunddebridement
- Frühosteosynthese der großen Röhrenknochen
- frühzeitige enterale Ernährung

Erfolgsversprechende neuere Ansatzpunkte mit ersten positiven klinischen Ergebnissen sind:
- Reduktion der Darmflora durch SDD, orthograde Lavage
- Protektion der Darmmuskosa durch Sucralfat
- Pentoxyphyllin
- Sauerstoffradikalenfänger

Im experimentellen Stadium stehen derzeit noch:
- Histaminantagonisten
- TNF-Antikörper
- Glutamin, Arginin, Omega-3-Fettsäuren

Literatur

1. Alexander J, MacMillan BG, Stinnet JD, Ogle G, Bozian R, Fischer JE, Oakes J, Morris M, Krummnel R (1980) Beneficial effects of aggressive protein feeding in severely burned children. Ann Surg 192: 505–518
2. Alverdi JC, Aoys E, Moss GS (1988) Total parenteral nutrition promotes bacterial translocation from the gut. Surgery 104: 185–190

3. Baker S, O' Neill B, Haddon W (1974) The injury severity score. A method for describing patients with multible injuries. J Trauma 14: 187–196
4. Beutler B, Cerami A (1988) Tumor necrosis, cachexia, shock, and inflammation. A common mediator. Annu Rev Bichem 57: 505–518
5. Blair PH, Webb CH, Lowry K, et al (1991) Use of selective decontamination of the digestive tract (SDD) in an intensive care unit (ICU), an open prospective randomized concurrent controlled trial. ICC, Berlin, 23.–28.6.1991
6. Bone L, Johnson K, Weigelt J, Scheinberg R (1989) Early versus delayed stabilization of femoral fracture stabilization: a prospective randomized study. J Bone Joint Surg 71: 336–340
7. Border J, Hassett J, LaDuca J, Seibel R, Steinberg S, Mills B, Losi P, Border D (1987) The gut origin septic states in blunt multiple trauma (ISS = 40) in the I.C.U. Ann Surg 206: 427–448
8. Burke J, Quinby W, Bondoc C (1976) Primary excision and prompt grafting as routine therapy fpr the treatment of thermal burns in children. Surg Clin North Am 56: 477–494
9. Burke D, Alverdy JC, Aoys E, Mose G (1989) Glutamine-supplement TPN improves gut immune function. Arch Surg 124: 1396–1399
10. Byrne C, Sielaff TD, Michna B, Carey PD, Blocher CR, Vasquez A, Sugerman HJ (1990) Increased survival time after delayed histamine and prostaglandin blockade in a porcine model of severe sepsis-induced lung injury. Crit Care Med 18: 303–308
11. Cerra FB, Shronts E, Konstantinides NN, Konstantinides FN, Teasley KM (1985) Enteral feeding in sepsis: a prospective, randomized, double-blind trial. Surgery 98: 632–639
12. Cerra FB, McPherson JP, Konstantinides FN, Konstantinides NN, Teasley KM (1988) Enteral nutrition does not prevent multiple organ failure syndrome (MOFS) after sepsis. Surgery 104: 727–733
13. Coccia MT, Waxman K, Soliman MH, Tominaga G, Pinderski L (1989) Pentoxifylline improves survival following hemorrhagic shock. Crit Care Med 17: 36–38
14. Cromwell RE, Chick TW, Reed WP (1990) Pentoxifylline relaxes isolated pulmonary arteries after preconstriction with norepinephrine. Respiration 57: 45–50
15. Daly JM, Liebermann M, Goldfine J, Shou J, Weintraub FN, Rosato EF, Lavin P (1991) Enteral nutrition with supplemental arginine, RNA and omega-3 fatty acids: a prospective clinical trial. J Par Ent Nutr 15 [Suppl]
16. Deitch EA, Bridges W, Baker J, Ma JW, Ma L, Grisham MB, Granger DN, Specian RD, Berg R (1988) Hemorrhagic shock-induced bacterial translocation ist reduced by xanthine oxidase inhibition or inactivation. Surgery 104: 191–198
17. Feistauer, SM, Laggner AN, Makristathis A, Georgopoulos A (1991) Influence of stress ulcer prophylaxis on translocation of bacteria from the intestinal tract in rats. 17th Int Congr Chemother, Berlin, June 23–28, 1991 (Abstract)
18. Flanagan JJ, Rush BF, Murphy TF, Smith S, Machledo GW, Hsieh J, Rosa DM, Heneghan JB (1990) A "treated" model for severe hemorrhagic shock: a comparison of conventional and germ-free animals. J Med 21: 104–120
19. Garcia-Sabride JL, Tallado JM, Christou NV, Polo JR, Valdecantos E (1988) Treatment of servere intraabdominal sepsis and/or necrotic foci by an "open-abdomen" approach, zipper and zipper-mash techniques. Arch Surg 123: 152–146

                M. Tryba und J. Brand

20. Goris RJA, Gimbrere JSF, van Niekerk JLM, Schoots FJ, Booy LHD (1982) Early osteosynthesis and prophylactic mechanical ventilation in the multitrauma patient. J Trauma 22: 895–903
21. Goris RJA, van Bebber IPT, Mollen RMH, Koopman JP (1991) Does selective decontamination of the gastrointestinal tract prevent multiple organ failure? Arch Surg 126: 561–565
22. Gottschilch MM, Jenkins M, Warden GD, Baumer T, Havens P, Snook JT, Alexander JW (1990) Differential effects of three enteral dietary regimens on selected outcome variables in burn patients. J Par Ent Nutr 14: 225–236
23. Grant J (1988) Use of L-glutamine in total parenteral nutrition. J Surg Res 44: 506–513
24. Jackson RJ, Smith SD, Boyle PA, Rowe MI (1991) Preoperative selective decontamination of the digestive tract and poyethylene glycol eliminates lapratomy induced bacterial translocation. Crit Care Med 19: 594
25. Johnson K, Cadambi A, Seibert G (1985) Incidence of adult respiratory destress syndrome in patients with multiple musculoskeletal injuries: effect of early operative stabilization of fractures. J Trauma 25: 375–384
26. Konrad F, Schwalbe B, Heeg K, Wagner H, Wiedeck H, Kilian J, Ahnefeld FW (1989) Kolonisations-, Pneumoniefrequenz und Resistenzentwicklung bei langzeitbeatmeten Intensivpatienten unter selektiver Dekontamination des Verdauungstraktes. Anaesthesist 38: 99–109
27. Ledingham IM, Eastaway AT, McKay IC, Alcock SR, McDonald JC, Ramsay G (1988) Triple regimen of selective decontamination of the digestive tract, systemic cefotaxime, and microbiological surveillance for prevention of acquired infections in intensive care. Lancet i: 785–790
28. Marzi I, Rose S, Bühren V (1991) Prävention des Multiorganversagens nach Trauma durch Einsatz des Sauerstoffradikalscavengers rh-Superoxid Dismutase. Intensivmed Notfallmed 28: 443
29. Meek RN, Vivoda EE, Crichton H (1981) A comparison of mortality in patients with multiple injuries according to method of fracture treatment. J Bone Joint Surg 63 (B): 456
30. Meek RN, Vivoda EE, Pirani S (1986) Comparison of mortality of patients with multipe injuries according to type of fracture treatment – a retrospective age – and injury-matched series. Injury 17: 2–4
31. Moore FA, Moore EE, Jones TN, McCroskey BL, Peterson VM (1989) TEN versus TPN following major abdominal trauma-reduced septic morbidity. J Trauma 29: 916–923
32. Reed L, Martin M, Hockman M, Kocka F, Manglano R, Barrett J (1991) The inhibitory effect of hypertonic saline on bacterial translocation is dependent on the duration of hemorrhagic shock. Crit Care Med 19: 595
33. Reed L, Martin M, Manglano R, Newson B, Barrett J (1991) Bacterical translocation following abdominal trauma in humans. Crit Care Med 19: S95
34. Riska FB, von Bonsdorf H, Hakkinen S, Jaroma H, Kiviluoto O, Paavilanen T (1976) Prevention of fat embolism by early internal fixation of fractures in patients with multiple trauma. Injury 6: 110–116
35. Riska EB, Nyllynen P (1982) Fat embolism in patients with multiple injuries. J Trauma 22: 891–895

36. Ruedi T, Wolff G (1975) Vermeidung posttraumatischer Komplikationen durch frühe definitive Versorgung von Polytraumatisierten mit Frakturen des Bewegungsapparates. Helv Chir Acta 42: 507–512

37. Rush BF, Sori AJ, Murphy TF (1988) Endotoxemia and bacteremia during hemorrhagic shock. Ann Surg 207: 549–554

38. Schade U (1990) Pentoxifylline increases survival in murine endotoxin shock and decreases formation of tumor necrosis factor. Circ Shock 31: 171–181

39. Semmlow J, Cone R (1976) Utility of the injury severity score. Health Service Res 11: 45–52

40. Singer M, Tighe D, Bennett ED (1990) Pilot study of pentoxifylline in human multi-organ failure. Int Care Med 16 [Suppl 1]: A480

41. Souba WW, Klimberg VS, Hautamaki RD (1990) Oral glutamine reduces bacterial translocation following abdominal radiation. J Surg Res 48: 1–5

42. Souba WW, Herskowitz K, Augsten TR, Chen MK, Salloum RM (1990) Glutamine nutrition: theoretical considerations and therapeutic impact. J Par Ent Nutr 14 [Suppl]: 237S–243S

43. Teichmann W, Wittmann DH, Andreone PA (1986) Scheduled reoperations (Etappenlavage) for diffuse peritonitis. Arch Surg 121: 147–152

44. Tryba M (1989) Side effects of stress bleeding prophylaxis. Am J Med 86 (6A): 85–94

45. Tryba M (1991) Sucralfate vs antacids or H2-antagonists for stress ulcer prophylaxis – a metaanalysis on the efficacy and pneumonia rate. Crit Care Med 19: 942

46. Vijaykumar E, Raziuddin S, Wardle EN (1991) Plasma endotoxin in patients with trauma, sepsis and severe haemorrhage. Clin Intens Care 2: 4–9

47. Walsh GL, Chiasson P, Hedderich G, Wexler MJ, Meakins JL (1988) The open abdomen. The Marlex mesh zipper technique: a method of managing intraperitoneal infection. Surg Clin North Am 68: 25–40

48. Waxman K, Clark L, Soliman MH, Parazin S (1991) Pentoxifylline in resuscitation of experimental hemorrhagic shock. Crit Care Med 19: 728–731

49. Zaloga GP, Knewles R, Black KW, Prielipp R (1991) Total parenteral nutrition increases mortality after hemorrhage. Crit Care Med 19: 54–59

Korrespondenz: Prof. Dr. med. M. Tryba, Universitätsklinik für Anaesthesiologie, Intensiv- und Schmerztherapie Bergmannsheil, Gilsingstraße 14, D-W-4630 Bochum, Bundesrepublik Deutschland

Autorenverzeichnis

Sachverzeichnis

E. Deutsch, H. Gadner, W. Graninger, G. Kleinberger,
K. Lenz, R. Ritz, H. P. Schuster, H. A. Zaunschirm (Hrsg.)

Infektionen
auf Intensivstationen

9. Wiener Intensivmedizinische Tage,
1.–2. März 1991

(Intensivmedizinisches Seminar, Band 3)

1991. 51 Abbildungen. VIII, 256 Seiten.
Broschiert DM 59,–, öS 420,–
ISBN 3-211-82253-4

Aggressive medikamentöse und chirurgische Therapie ermöglichten
in den letzten Jahren eine zunehmende Verbesserung der Prognose
von Krankheiten, die bislang als unheilbar galten. Allerdings führte
dieser Fortschritt auch zu einer Zunahme schwerer Infektionen. Die
nosokomiale Infektion gilt bereits auf vielen Intensivstationen als füh-
rende Todesursache.

Infektionen lautete deshalb das Hauptthema der 9. Wiener Intensivmedizinischen Tage, deren wichtigste Vorträge in Band 3 der Reihe
„Intensivmedizinisches Seminar" zusammengestellt sind.

Im ersten Teil des Buches werden die verschiedenen exogenen und
endogenen Infektionsquellen aufgezeigt und prophylaktische und
therapeutische Maßnahmen erörtert. Ein weiterer Teil ist den Gerinnungsstörungen bei Sepsis gewidmet. Es wird hier besonders auf die
Therapie mit Berücksichtigung neuerer immunologischer Möglichkeiten näher eingegangen. Schließlich werden noch spezielle Krankheitsbilder mit besonderer Berücksichtigung der Probleme auf der
Intensivstation dargestellt.

Preisänderungen vorbehalten.

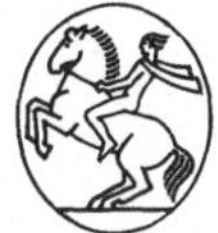

Springer-Verlag Wien New York